ACHTUNG, MEDIZIN KANN IHRER GESUNDHEIT SCHADEN

CPi
Mehr Bäume. Weniger CO_2.
www.cpi-print.de/umwelt

FSC
www.fsc.org
MIX
Papier aus verantwortungsvollen Quellen
FSC® C083411

Dr. Günther Loewit:
Achtung, Medizin kann
Ihrer Gesundheit schaden

www.edition-a.at

Cover: Bastian Welzer
Satz: Anna-Mariya Rakhmankina
Lektorat: Andreas Görg

Gesetzt in der Premiera
Gedruckt in Deutschland

1 2 3 4 5 — 25 24 23 22

ISBN: 978-3-99001-578-0

Dr. Günther Loewit

ACHTUNG, MEDIZIN KANN IHRER GESUNDHEIT SCHADEN

edition a

INHALT

VORWORT

Meine verblüffendsten Erfolge als Arzt habe ich nicht durch das Verschreiben, sondern durch das Absetzen von Medikamenten erzielt.

Wer viele Medikamente einnimmt, braucht eine robuste Gesundheit

In Anbetracht seitenlanger Medikationslisten stellt sich immer wieder die Frage, ob Patienten wegen oder trotz der vielen Tabletten leben.

Hoch im Kurs bei Patienten, Ärzten und der Pharmaindustrie stehen unter anderem seit zirka 15 Jahren die sogenannten Magenschoner. Korrekt: PPIs (Protonenpumpeninhibitoren). Im Zeitraum von 2006 bis 2016 hat sich das Verordnungsvolumen dieser Medikamentengruppe um zweihundert Prozent erhöht und es zeigt weiter einen linearen Anstieg.[1]

7.30 Uhr. Ein schwüler Sommermorgen. Montag, Wochenanfang. Viele Patienten haben über das Wochenende »zugewartet«, wie sie es selbst formulieren. Jetzt stehen sie unangemeldet vor der Ordination, und jeder will als Erster begutachtet und behandelt werden. Eine bunte Sammlung von Beschwerdebildern: Kreuzschmerzen, Ohrenweh, Brechdurchfall und Kreislaufkollaps, Nasenbluten, eine kleine Schnittwunde, ein verstauchter Knöchel, Regelschmerzen und ein Nervenzusammenbruch, alles steht kunterbunt zusammengewürfelt auf der Straße und unterhält sich lautstark. Ein unvoreingenommener Beobachter würde meinen, ein Geschäft eröffnet mit einer Rabattschlacht.

Als Landarzt weiß ich, was mir die nächsten Stunden bevorsteht.

Meine resolute Assistentin zwängt sich forsch rufend durch die Kranken: »Lassen Sie mich durch, sonst können wir die Ordination nicht aufsperren.«

Ich nutze die frei gewordene Schneise und folge ihr im Respektabstand.

Sonst herrscht wenig Respekt. Immer näher rücken die Menschen an mich heran.

»Na, Herr Doktor, sind wir ausgeschlafen?«

Irgendjemand ruft: »Kann ich als Erster drankommen, ich muss in die Arbeit.«

Kein »Bitte«, kein »Guten Morgen«, kein »Dürfte ich«, kein Konjunktiv, nichts.

Schritt für Schritt kämpfe ich mich von meinem reservierten Parkplatz zur Eingangstür vor. Bis hierher ein ganz normaler Montagmorgen.

Plötzlich höre ich doch ein Bitte. »Bitte, Herr Doktor ...« Es klingt fast flehentlich. Ich kenne die schwache weibliche Stimme. Frau Moris gibt Kindern im Ort kostenlos Englischnachhilfe. Die kleine ältere Dame hatte noch nie etwas gefordert. Mein Interesse ist geweckt. Ich schaue mich um. Dann kann ich sie sehen. Ich gehe in ihre Richtung. Nach ein paar Metern lichtet sich die Menschenansammlung. Etwas abseits steht Frau Moris. Sie stützt sich schwer auf ihren Gehstock. Auf der

Stirn stehen ihr Schweißperlen. Ihr Gesicht ist stark gerötet. Offensichtlich hat sie Fieber. Als ich nähertreten will, winkt sie ab und lenkt meinen Blick mit einer eindeutigen Geste zu einer Bank, die nicht mehr als 15 Meter von der Ordination entfernt zwischen zwei Bäumen am Straßenrand steht.

Ich staune nicht schlecht.

Auf der Bank liegt ein sichtlich übergewichtiger Mann, regungslos, ein Arm hängt herunter. Die anderen Wartenden kümmert das offenbar wenig. Nach dem Motto: ein Konkurrent weniger um den ersten Platz. Schnell gehe ich hin.

Es ist Herr Daiml. Ein langjähriger Herz- und Bluthochdruckpatient. Starker Raucher. Undiszipliniert. Aber eine Seele von einem Menschen. Hilfsbereit, bescheiden und immer geduldig. Regelmäßig bringt er gebrechliche Patienten, für die sonst niemand Zeit hat, mit seinem alten Opel in die Ordination. Jetzt liegt er kreidebleich und schweißgebadet abseits der lärmenden Menschentraube. Im Schritt der Hose ist ein nasser Fleck zu erkennen, der Geruch von verlorenem Stuhl und Urin steigt mir in die Nase. Offensichtlich hat er es gerade noch bis hierher geschafft.

»Typisch Herzinfarkt«, schießt es mir durch den Kopf. »Das hat er jetzt davon.« Dass es so kommen würde, habe ich schon lange befürchtet. Ich spreche ihn an: »Was ist denn mit Ihnen los, seit wann liegen Sie da?«

Er gibt keine Antwort.

Ich beuge mich zu ihm hinunter und bringe meine Lippen nahe an sein Ohr. Ein ärztlicher Reflex. »Herr Daiml, hören Sie mich?«

Keine Reaktion.

Nichts.

Ich rüttle an ihm.

Wieder keine Reaktion.

Mir wird klar, dass ich mitten in einem Notfalleinsatz bin. Den ersten Patienten am Montagmorgen zu verlieren wäre kein guter Wochenanfang.

Nur ruhig bleiben. Nach der Checkliste vorgehen, die ich seit Jahren verinnerlicht habe. Mit aller Kraft drücke ich die Kante meines Daumennagels in das Ohrläppchen des bewusstlosen Mannes.

Ein heftiger Schmerzreiz.

Zu meiner Erleichterung reagiert der Patient. Er öffnet die Augen und schaut mich an. Ich bin nicht sicher, ob er mich erkennt.

»Herr Daiml?« Meine rechte Hand sucht den Puls an seinem Handgelenk.

Zu meiner Erleichterung lässt er ein leises Jammern hören.

Inzwischen sind wir von Schaulustigen umringt.

Über die Schulter rufe ich in die Menge: »Bitte, gehen Sie hinein und schicken Sie mir die Assistentin mit dem Notfallkoffer heraus. Und bringen Sie einen Stuhl für Frau Moris.« Ich drehe mich um und nicke ihr zu. Sie scheint Mühe zu haben, sich auf den Beinen zu halten. »Oder helfen Sie ihr hinein.«

Während ich auf Blutdruckapparat und Stethoskop warte, kümmere ich mich weiter um Herrn Daiml: »Haben Sie Schmerzen?«

Er scheint mich zu verstehen und schüttelt den Kopf.

Also doch kein Herzinfarkt. Vielleicht eine Hochdruckkrise? Endlich finde ich den Puls. Er ist schwach und dünn. Aber immerhin regelmäßig. Der Puls bei zu hohem Druck fühlt sich jedenfalls anders an. Eigenartig, nichts passt zusammen.

»Bekommen Sie genug Luft?«

Diesmal ein Nicken.

Inzwischen reicht mir meine Ordinationshilfe den Blutdruckapparat. Ich fixiere die Manschette am schweißnassen Oberarm und beginne sie aufzupumpen. Wie in Trance beobachte ich die Verformung des Stoffschlauches, während sich die Luftkammer aufbläht. Ich bin neugierig. Der Blutdruck wird mir weiterhelfen. Am Manometer nähert sich die Nadel der Marke 260. Ich lasse die Luft langsam ab. Ergebnis: 60 mm/HG systolischer Druck. Viel zu wenig. Der diastolische Druck ist so tief, dass er überhaupt nicht messbar ist. Also ein Herzversagen? Oder doch ein Herzinfarkt? Gar eine Ruptur? Verblutetet mein Patient gerade innerlich?

Die Ordinationsgehilfin steht immer noch neben mir. »Brauchen Sie noch etwas?«

»Ja, bringen Sie bitte das Notfall-EKG.« Nicht jeder Herzinfarkt, schießt es mir durch den Kopf, muss schließlich zwangsläufig mit Brustschmerzen verbunden sein.

Immer noch stehen genug Schaulustige um uns herum. Ich bitte einen kräftigen jungen Mann, Herrn Daimls Beine um dreißig Zentimeter anzuheben. Durch diese Maßnahme fließt das Blut aus den Beinvenen schneller in den Oberkörper zurück und unterstützt dadurch den zentralen Kreislauf. Tatsächlich hilft dieser einfache Trick. Binnen weniger Sekunden kehren etwas Farbe und Leben in das Gesicht des schlaffen Patienten zurück.

Herr Daiml murmelt: »Herr Doktor, mir tut wirklich nichts weh, mir ist nur elendiglich übel.«

Immer noch tappe ich im Dunkeln. Weil mir nichts anderes einfällt, frage ich: »Haben Sie die vorgeschriebenen Tabletten regelmäßig eingenommen?«

»Ja, natürlich, Sie kennen mich, ich mache alles, was die Ärzte sagen.«

Ich freue mich über die Aussage. Deren Inhalt glaube ich allerdings nicht, sonst hätte der Patient schon längst mit dem Rauchen aufgehört und zwanzig Kilo abgenommen. Die übliche rötliche Farbe hat die Blässe nun vollends aus seinem Gesicht verdrängt. Offensichtlich habe ich es mit einem Kreislaufkollaps zu tun. Aber warum ist der Patient kollabiert? »Haben Sie Durchfall oder haben Sie am Wochenende etwas Schlechtes gegessen?«

»Nein, da ist alles in Ordnung. Meine Frau und ich haben das Gleiche gegessen, und sie hat nichts.«

»Hat sich sonst irgendetwas in ihrem Leben verändert?«

Ich sehe, dass Herr Daiml nachdenkt. Mechanisch knöpfe ich sein Hemd auf, weil die Assistentin schon mit dem EKG-Gerät heraneilt. Rasch klebe ich die notwendigen Elektroden an den vorgesehenen Stellen auf die Haut des Patienten und verbinde die Kabel. Am Monitor erscheint das vertraute Auf und Ab der Zacken. Keine Rhythmusstörungen, keine Zeichen eines Herzinfarktes. Damit scheidet das Herz als Problem endgültig aus. Immerhin.

Noch einmal drehe ich mich um und suche Frau Moris. Ich sehe sie nicht. Etwas verärgert rufe ich: »Hat jemand der Frau Moris geholfen?« Meine Assistentin beruhigt mich: »Ein paar von den Männern haben ihr schon hineingeholfen, sie sitzt im Wartezimmer.«

Während ich nach weiteren differenzialdiagnostischen Ursachen für den offensichtlichen Kreislaufkollaps suche, beantwortet Herr Daiml meine Frage: »Nein, eigentlich hat sich nichts verändert.«

»Was heißt›eigentlich‹?«, frage ich nach, weil mir nichts Besseres einfällt.

Keine Antwort. Stattdessen sinkt er wieder in sein beunruhigendes Schweigen zurück. Schlapp liegt er da, atmet schwer und schwitzt aus allen Poren. Nach wie vor habe ich einen akuten Notfall vor mir.

Sein Zustand macht mich ratlos. Nebenbei denke ich an das volle Wartezimmer.

»Herr Daiml, was heißt›eigentlich‹?«, wiederhole ich meine Frage. Diesmal eindringlicher. Er antwortet nicht. Ich bin ungeduldig.

»Haben Sie sich körperlich besonders angestrengt in den letzten Tagen?«

Ein eindeutiges Kopfschütteln. Nein.

»Hat Sie ein Insekt gestochen?«, frage ich der Vollständigkeit halber. Ich ernte die gleiche Reaktion. Der junge Mann, der nach wie vor die massigen Beine von Herrn Daiml hochhält, wechselt unter hörbarem Ächzen die Position. Auch er ist mittlerweile ins Schwitzen geraten.

Plötzlich schaut mir Herr Daiml in die Augen. »Mir fällt nur etwas Unwichtiges ein«, sagt er.

»Was?«, frage ich ungeduldig.

Viel zu oft stellt sich heraus, dass für Patienten scheinbar unwichtige Details eine Schlüsselrolle in der Anamnese und in der Diagnostik spielen.

»Bei den Pulvern, die Magenschoner, die lasse ich seit vorletzter Woche weg.« Erklärend fügt er hinzu: »Weil ich noch nie Magenschmerzen gehabt habe.«

Zuerst höre ich nur die Worte. Aber mit jeder Sekunde, die vergeht, wird mir ihr Gehalt klarer. Mir geht ein Licht auf. Aus einer Ahnung wird Gewissheit. Die ärztliche Sicherheit kehrt zurück. Ich fühle mich wie ein Pokerspieler, der nach einer längeren Durststrecke auf einmal ein gutes Blatt in der Hand hält. Mit neu erwachtem Selbstbewusstsein wende ich mich an meine Assistentin: »Bitte holen Sie eine Kochsalzinfusion.« Ich bin so gut wie sicher, den Grund für das Kreislaufversagen des Patienten gefunden zu haben.

»Herr Daiml, wir werden Ihnen jetzt eine Infusion anhängen. Bald wird es Ihnen wieder besser gehen.«

Ich lege den venösen Zugang. Einer der neugierigen Zuschauer freut sich, die Rolle eines Infusionsständers übernehmen zu dürfen. Stolz hält er den prall gefüllten Infusionsbeutel so hoch er kann. Gemeinsam beobachten wir, wie die Flüssigkeit durch den Tropfenzähler rinnt. Mit jedem Zentimeter, den der Flüssigkeitsspiegel im Plastikbeutel sinkt, blüht Herr Daiml auf. »Herr Doktor, jetzt wird mir schon besser.«

Ich bin erleichtert. Zu den beiden Männern bei Herrn Daiml sage ich: »Ich gehe kurz hinein und kümmere mich um Frau Moris, machen Sie so weiter, ich komme gleich wieder.« Am Weg in die Ordination schaue ich noch einmal zurück. Die drei Herren beginnen sich miteinander zu unterhalten.

Frau Moris sitzt geduldig auf einem Sessel. Ihr Gesicht glüht. Ich will sie fragen, wie es ihr geht. Aber sie kommt mir zuvor. »Wie geht es ihm?«

»Ohne Sie hätte der Herr Daiml glatt auf der Bank sterben können«, bedanke ich mich bei ihr. Sie sagt mit müder Stimme: »Wahrscheinlich hat er Ihre Hilfe dringender gebraucht als ich.« Ich bin gerührt. »Frau Moris, Sie sind ein feiner Mensch, aber jetzt schauen wir einmal, was Ihnen fehlt.« Sie nickt. Dann hängt sie sich bei mir ein und wir gehen gemeinsam in den Ordinationsraum. Ich stecke ihr den Fieberthermometer unter die Achsel und sage halb fragend: »Ich gehe noch einmal kurz hinaus zu meinem Notfall?« Frau Moris antwortet: »Gehen Sie nur, ich laufe Ihnen bestimmt nicht weg.« Draußen läuft alles bestens. Die drei Herren scherzen miteinander. Das beruhigt mich.

Eine Stunde später kann Herr Daiml ohne fremde Hilfe zu Fuß nach Hause gehen.

Hintergründe:

Nicht jeder lebensbedrohliche Notfall hat eine so einfache Lösung. Herr Daiml wäre beinahe einem Medikationsfehler erlegen.

Medikationsfehler entwickeln sich zum Bestseller unter den Komplikationen der Heilkunde. Sie sind für fünf bis zehn Prozent aller Krankenhausaufnahmen verantwortlich.

Eine Studie über Medikationsfehler in England belegt rund 1700 Todesfälle pro Jahr im Zusammenhang mit pharmakologischer Therapie.[2] Zwanzig Prozent der Fehler, so das Resümee der Autoren, werden schon bei der Verschreibung von Medikamenten begangen, fünfzig Prozent der Fehler treten im Zusammenhang mit Einnahme und Verabreichung auf.[3]

Herr Daiml ist ein perfektes Beispiel dafür. Bis zu der eigenmächtig durchgeführten Medikamentenreduktion nimmt er regelmäßig acht verschiedene pharmakologische Substanzen ein, auf zwölf einzelne Gaben über den Tag verteilt. Diese Therapie besteht unverändert seit Monaten und verursacht dem Patienten keine Probleme.

Die jeweilige Erstverordnung dieser Medikamente findet zu verschiedenen Zeitpunkten und ohne Absprache der einzelnen Ärzte untereinander statt. Die Verschreibung der Arzneien, die Überprüfung der Wechselwirkungen und die Dokumentation der Behandlung erfolgt durch mich, den Hausarzt. Die regelmäßig durchgeführten Blutdruckmessungen zeigen eine zufriedenstellende Einstellung der Hypertonie, das allgemeine Wohlbefinden des Patienten bestätigt den Erfolg der gesamten Behandlung. Es gilt: Never change a winning team. Obwohl er zwei Wochen vor dem Kreislaufversagen die Magenschoner absetzt, ist Herr Daiml bis zu jenem Montagmorgen beschwerdefrei.

Wie kommt es plötzlich zum Kreislaufkollaps: Fünf der acht Arzneimittel haben einen blutdrucksenkenden Effekt. Drei Medikamente verordnete der Internist im Lauf der Zeit zur Behandlung des erhöhten Blutdrucks und der Herzschwäche. Die Tablette vom Urologen zur Verkleinerung der Prostata entfaltet ganz nebenbei ebenfalls eine beachtliche blutdrucksenkende Wirkung. Schließlich wurde das Präparat primär als blutdrucksenkendes Medikament eingeführt, und erst Langzeitstudien zeigten eine prostataverkleinernde Wirkung. Eine vom Neurologen zur Beruhigung des oft aufgewühlten Patienten verordnete Arzneimittelspezialität wirkt unter anderem auch blutdrucksenkend. Vom Orthopäden bekam und bekommt der Patient schon Jahre vor der Entdeckung seines erhöhten Blutdrucks ein Schmerzmittel aus der Gruppe der NSAR (Nicht-Steroidale Anti-Rheumatika), zweimal täglich einzunehmen, verordnet. Das siebente Medikament ist die erwähnte Magentablette, die vom gewissenhaften Orthopäden zur Vorbeugung eines Magengeschwürs zusammen mit dem Rheumamedikament von Anfang an etabliert wurde. Und zu guter Letzt betrifft die achte Tablette die Schilddrüse und sollte früh am Morgen auf nüchternen Magen eingenommen werden, da sie nur im sauren Milieu des Magens resorbiert werden kann.

Natürlich hatte Herr Daiml noch nie Magenschmerzen. Schließlich steht seine ständig anwachsende Medikation zu jedem Zeitpunkt unter dem Schutz der Magentablette.

Zu den Hintergründen des Magenschutzes: Die regelmäßige Einnahme von Medikamenten belastet die Magenschleimhaut. Nicht anders, als es von Alkohol, Koffein, Nikotin und schwer verdaulichen Nahrungsmitteln wie Zwiebeln oder Knoblauch bekannt ist. Die Säurebarriere des Magens schützt einerseits Lunge und Darm vor unerwünschten Bakterien, andererseits besteht bei Übersäuerung die Gefahr der Magenentzündung und der Bildung von Geschwüren. Natürlicher Magenschutz und Magenfunktion stellen ein labiles physiologisches System dar. Im günstigsten Fall herrscht ein Gleichgewicht zwischen Säuregehalt und Schleimhautschutz. Haferbrei, Kamillen- und Fencheltee sowie warme Milch sind seit Jahrtausenden gebräuchliche Magenmedikamente bei entzündungsbedingten Magenschmerzen.

In unseren Tagen sind Entzündungen und Geschwüre der Magenschleimhaut häufig eine Folge von komplexen Dauermedikationen. Daher sind magenschleimhautschützende Medikamente regelmäßig am Anfang oder am Ende von längeren Medikationslisten zu finden. Jahrzehntelang verwendete die Medizin schleimhautschützende Substanzen, die eine Art Schutzfilm über das Mageninnere legen und den Säuregehalt des Magensekrets reduzieren. Nach und nach entwickelt die Pharmaindustrie jedoch neuere, teurere und effektivere Medikamente und bringt sie auf den Markt. Den vorläufigen Höhepunkt dieser pharmakologischen Entwicklung stellen die Protonenpumpenhemmer dar.

Durch entsprechende Produktplatzierung und -bewerbung gelang es der pharmakologischen Industrie in den vergangenen Jahrzehnten, eine ganze Generation von Ärzten dazu zu bewegen, bei jeder Verordnung von mehr als zwei oder drei Tabletten zur Sicherheit auch gleich einen PPI (Protonen-Pumpen-Inhibitor) zu verordnen. Zur Schonung und zum Schutz des Magens vor anderen Medikamenten.

Daher der im Volksmund gebräuchliche Name »Magenschoner« . Der Begriff klingt so harmlos wie »Schonkaffee« . Der soll ja bekanntlich auch gut für den Magen sein.

Aber PPIs sind alles andere als Magenschoner. Protonenpumpeninhibitoren sind hocheffektive, komplexe Medikamente, die im Gegensatz zu ihren Vorgängerprodukten (H2-Blocker) als vollkommene Säureblocker angesehen werden müssen. Protonen sind positiv geladene Teilchen, die an der Produktion der Magensäure beteiligt sind. D.h., dass es ohne Protonen keine Magensäure gibt. Dadurch eignen sich PPIs hervorragend zur Behandlung aller durch übermäßige Säureproduktion bedingten Erkrankungen, insbesondere des akuten Magengeschwürs und der Speiseröhrenentzündung. Sie bewirken aber bei vorschriftsgemäßer Einnahme eine vollkommene Entsäuerung des Magens.

Was ist im Fall von Herrn Daiml passiert? Durch das Absetzen des sogenannten Magenschoners zwei Wochen vor dem Kreislaufzusammenbruch legt er ohne sein Wissen den Grundstein für die kommende Katastrophe. Am ersten und zweiten Tag passiert gar nichts. Dann beginnt die Magenschleimhaut wieder langsam, höhere Mengen von Magensäure zu produzieren. So, wie es ihrer natürlichen Funktion entspricht. Durch die Wiederherstellung des physiologischen Magenmilieus nach zirka zehn Tagen kommt es zu einer verhängnisvollen Kaskade von Folge- und Wechselwirkungen innerhalb der bislang gut eingespielten Medikamentenmischung.

Oral eingenommene und von der Magenschleimhaut aufgenommene Medikamente benötigen das saure Milieu des Magens, um vollständig aufgelöst, aufgespalten und in den Pfortaderkreislauf aufgenommen zu werden. Das betrifft auch die blutdrucksenkenden Medikamente von Herrn Daiml. Im Lauf der zwei Wochen vor seinem Kreislaufkollaps am Montagmorgen ist der pH-Wert des Magensaftes von Herrn Daiml also von zirka 5 kontinuierlich auf seinen Normalwert zwischen 1,5 und 2 gesunken. Das entspricht in etwa dem Säuregehalt von frisch gepresstem Zitronensaft.

Auf diese Weise entfalten die fünf verschiedenen blutdrucksenkenden Tabletten zum ersten Mal seit ihrer Verordnung ihre volle Wirkung. Sie wurden zum ersten Mal optimal resorbiert.

Das Ergebnis kennen wir. In der Nacht vom Sonntag zum Montag fällt der Blutdruck von Herrn Daiml ins Bodenlose. Vermutlich begünstigt das schwüle Wetter den Prozess. Die körpereigenen Kompensationsmechanismen sind nicht mehr in der Lage, die Katastrophe abzuwenden. Wer weiß, was passiert wäre, wenn es Herr Daiml nicht mehr bis in die Nähe der Ordination geschafft hätte.

Vielleicht gar nichts. Es ist denkbar, dass er den Kreislaufkollaps auf der Bank liegend überlebt hätte.

Aber vielleicht wäre er auch verstorben.

Wer glaubt, ein Fall wie der von Herrn Daiml wäre selten, irrt.

Es gibt jedoch weit mehr als nur medikamentöse Behandlungsfehler. Falsche Diagnosen führen zu falschen Therapien und unnötigen Operationen.

Einen Meilenstein in Bezug auf Transparenz im Zusammenhang mit Behandlungsfehlern stellt die Studie »To Err Is Human: Building a Safer Health System« des Institute of Medicine (IOM) aus dem Jahr 1999 dar.

Das Ergebnis der Recherche legt nahe, dass in den USA pro Jahr mehr Menschen ihr Leben durch Therapiefehler verlieren als durch die Folgen von Drogenmissbrauch und Demenzerkrankungen zusammen. Schätzungen bewegen sich zwischen 44.000 und 98.000 Todesfällen pro Jahr.

Trotz zahlreicher Verbesserungen bei der Meldung von Medikationsfehlern und dem Schaffen von Bewusstsein innerhalb der Ärzteschaft hat sich die Situation in den vergangenen zwanzig Jahren nicht wesentlich verbessert. Mehr Medikamente als je zuvor schaffen ein noch nie dagewesenes Potenzial für unerkannte Wechsel- und Nebenwirkungen. Das bedeutet, dass auch bei Weitem nicht jede Neben- und Wechselwirkung in die verschiedenen Sicherheitssysteme eingemeldet wird. Bei Medikationen, die mehr als vier bis maximal fünf Substanzen umfassen, tappen wir Ärzte, was Resorption und Interaktion anbelangt, weitgehend im Dunkeln. Spätestens dann, wenn Patienten zehn bis 15 verschiedene Substanzen zu sich nehmen, kann niemand mehr einen wissenschaftlich seriösen Metabolismus der verwendeten Medikamente nachzeichnen.

Neuere Studien belegen immer noch eine erschreckend hohe Zahl von Medikationsfehlern mit tödlichem Ausgang.

ACHTUNG!

Im Fall von Herrn Daiml hätten eine Gewichtsreduktion um 15 Kilogramm, mehr Bewegung und der Verzicht auf Nikotin zwei der blutdrucksenkenden Medikamente unnötig gemacht. Ich weiß, das ist nicht einfach. Aber Medikamente sollten erst eingesetzt werden, wenn alle zur Verfügung stehenden konservativen Maßnahmen ohne ausreichenden Erfolg zur Anwendung gebracht wurden. Sie können davon ausgehen, dass Sie sowohl Ihren systolischen als auch Ihren diastolischen Blutdruck pro abgenommenem Kilogramm Körpergewicht um 1 mm/HG senken. Wenn Sie nicht übertreiben, stellt die Gewichtsreduktion eine medizinische Intervention ohne Neben- und Wechselwirkungen dar. Auch die Reduktion Ihres Salzkonsums senkt den Blutdruck, ohne Sie in Gefahr zu bringen.

Manchmal geht es aber nicht ohne Medikamente.

Sie sollten jede Medikation von Zeit zu Zeit auf ihre Notwendigkeit und Effizienz überprüfen lassen. Dazu berufen sind sowohl der verschreibende Arzt als auch der ausgebende Apotheker.

Halten Sie vor jeder Änderung Ihrer Medikation Rücksprache mit Ihrem Hausarzt. Das betrifft auch pharmakologische Substanzen, die Sie selbst ohne Rezept in der Apotheke oder im Supermarkt kaufen können.

Haben Sie von unterschiedlichen Fachärzten zu verschiedenen Zeitpunkten unterschiedliche Medikamente bekommen, lassen Sie die sich ergebende Medikationsliste auf Wechselwirkungen der verschiedenen Arzneien untereinander überprüfen und bei Notwendigkeit korrigieren.

Eigenmächtige Veränderungen in einer Medikationsliste können lebensbedrohliche Folgen haben. Nicht jedes Weglassen eines Medikaments ist automatisch gesund. Auch wenn viele Medikamente miteinander eingenommen sicherlich ungesund sind.

WAS SIE ERWARTET

Der Fall von Herrn Daiml ist symptomatisch für Fehlentwicklungen in der modernen Medizin. Formal betrachtet ist sein Kreislaufkollaps auf einen Eigenfehler zurückzuführen. Der Patient hat das die Magensäure blockierende Medikament eigenmächtig und ohne Rücksprache mit einem Arzt oder Apotheker abgesetzt. Kein Gericht würde mich als Hausarzt oder einen der beteiligten Spezialisten zur Verantwortung ziehen. Kurz: Die Medizin hat alles richtig gemacht. Schuld ist der Patient. Auf den ersten Blick.

Und doch agiert die Heilkunde unverantwortlich.

Patienten vertrauen nicht nur uns Ärzten, sie vertrauen auch auf ihr Gefühl und auf ihre Instinkte. Mindestens dreißig Prozent der verordneten und von den Apotheken abgegebenen Medikamente nehmen die Patienten nicht ein. Und noch einmal so viel ausgestellte Rezepte schaffen es nicht einmal bis in die Apotheke. Wie oft habe ich schon gehört, dass Patienten Antibiotika nach der Einnahme der ersten zwei Tabletten abgesetzt haben, obwohl sie über die Notwendigkeit einer Sieben- oder Zehn-Tage-Therapie aufgeklärt waren.

Warum?

Weil das Halsweh verschwunden ist, der Husten oder das Brennen in der Harnröhre schon nachgelassen hat. Das Wissen um die Resistenzentwicklung ist nicht stark genug, um das instinktive Gefühl, das Medikament nicht mehr einnehmen zu wollen, unterdrücken zu können. Patienten verhalten sich oft nicht anders als Volksschulkinder. Wir gehen als Ärzte nur allzu gerne davon aus, dass unsere Patienten unsere Ratschläge genau befolgen. Das tun sie aber nicht.

Selbst wenn die Werbung vor möglichen Wirkungen und Nebenwirkungen warnt, dürfen wir nicht davon ausgehen, dass alle Patienten diese Warnungen ernst nehmen. Die Medizin preist Medikamente und Operationen als Allheilmittel für die persönliche Gesundheit an. Was soll also schlecht daran sein, sich operieren zu lassen oder ein Medikament einzunehmen? Erst das Kleingedruckte auf der Packungsbeilage macht den einen oder anderen Konsumenten nachdenklich. Wenn Patienten die Packungsbeilage entziffern, haben sie noch immer kein ausreichendes Wissen über mögliche Wechselwirkungen mit anderen Medikamenten.

An dieser Stelle möchte ich Sie kurz mit dem Cytochrom-P450-System (CYP) bekannt machen. Die folgende Passage wird Ihnen beim Verständnis der Lektüre öfter behilflich sein. CYPs sind Eiweiße mit enzymatischer Aktivität. Sie spielen eine wichtige Rolle bei der Verarbeitung von pharmakologischen Substanzen, vor allem in der Leber. Als Leser müssen Sie nicht viel über den Wirkungsmechanismus von CYPs wissen. Was Sie aber wissen sollten, ist, dass jeder Mensch genetisch bedingt eine unterschiedliche Ausstattung mit CYPs hat und damit unterschiedlich auf Medikamente reagiert.

So kann es sein, dass hundert Milligramm einer Schmerztablette bei einem Patienten gar nicht wirken, weil sein

Körper sie zu schnell abbaut. Bei einem zweiten Patienten entsteht die statistisch ermittelte und erwartete Wirkung. Er wird übrigens der Einzige sein, der mit der Tablette zufrieden ist. Bei einem dritten Patienten wird das Medikament zu langsam abgebaut. Dieser Patient wird sich über massive Nebenwirkungen beschweren, wie sie bei einer Überdosierung entstehen. CYPs sind unter anderem auch für die gefürchteten, weil oft zu spät erkannten Wechselwirkungen von Medikamenten verantwortlich.

Die meisten Patienten wissen nicht, was passieren kann, an welchen Abgründen sie sich bewegen, wenn sie mit ihrer Medikation undiszipliniert oder von den Vorschriften abweichend umgehen. Leider wissen wir Ärzte es auch nicht immer.

Medikamente sind prinzipiell weder harmlos noch gefährlich. Wenn wir Kindern im Volksschulalter erklären, wie gefährlich scharfe Messer sein können, werden sie das prinzipiell begreifen. Bekommen diese Kinder trotzdem einen Haufen frisch geschliffener Messer zum Spielen, wird es mit Bestimmtheit Verletzte geben. Wenn wir Glück haben, werden die Verletzungen leicht sein. Es könnte aber auch zu schweren Verletzungen oder sogar zu Todesfällen kommen.

Dieses einfache Beispiel lässt sich durchaus auf den modernen Medizinbetrieb übertragen. Wir Mediziner müssen einsehen, dass wir keine Götter in Weiß sind. Die Mehrheit der Patienten sieht sich als emanzipiert und entscheidet mitunter selbst, ob und wie sie die Medikamente einnehmen will. Sie denkt sich nichts Böses und experimentiert ein wenig. Wie Herr Daiml. Das weiß die Medizin. Also muss sie auch damit rechnen.

Es gibt in dieser Analogie allerdings einen gravierenden Unterschied zwischen dem Volksschul- und dem Medizinbetrieb: Wir Ärzte wissen selbst nicht immer, wie scharf und gefährlich unsere Messer sind. Wir bekommen sie von der Pharmaindustrie zur Verfügung gestellt und spielen damit.

Betrachten wir zum Beispiel die Gebrauchsinformationen für Patienten von Humira®. Der erste Absatz beschreibt kurz und prägnant das Wirkprinzip des Medikaments im Idealfall:

»Der Wirkstoff von Humira, Adalimumab, ist ein humaner monoklonaler Antikörper. Monoklonale Antikörper sind Eiweiße, die sich an ein bestimmtes Ziel anheften. Das Ziel von Adalimumab ist das Eiweiß Tumornekrosefaktor-alpha (TNFα). TNFα ist beteiligt an Abwehrreaktionen des Körpers. Bei den oben genannten Erkrankungen ist die Menge an TNFα erhöht. Humira heftet sich an TNFα und verringert dadurch die entzündlichen Vorgänge bei diesen Erkrankungen.«

So weit, so gut. Endlich ein Medikament, mit dem wir chronische Entzündungskrankheiten elegant behandeln können.

Dann kommt das Aber.

»Wenn Sie Humira anwenden, kann sich Ihr Risiko, Lymphome, Leukämie oder andere Krebsformen zu entwickeln, möglicherweise erhöhen. In Ausnahmefällen wurde bei Patienten, die mit Humira behandelt wurden, eine seltene und schwere Form des Lymphoms beobachtet. Einige dieser Patienten wurden gleichzeitig mit dem Wirkstoff Azathioprin oder 6-Mercaptopurin behandelt.«

Die Gebrauchsinformationen warnen also ganz offen. Den Patienten fehlt die Erfahrung, um das Risiko richtig einschätzen zu können. Es bleibt also uns, den Ärzten, überlassen, ob wir mit diesem scharfen Messer spielen wollen. So spielen wir immer wieder mit dem Schicksal unserer Patienten.

Seit Jahren fällt mir auf, dass Patienten, die mit monoklonalen Antikörpern behandelt werden, immer wieder an Krebs erkranken. Nicht oft, aber doch so oft, dass es in einer Landarztpraxis auffällt.

Durch komplexe Medikationen schaffen wir für die Patienten zuweilen ein höchst gefährliches Umfeld. Wir helfen in Bezug auf die Erkrankung A, verursachen dabei aber Erkrankung B. Diese Vorgehensweise deckt sich nicht mit meinen Vorstellungen einer patientenorientierten Medizin.

In den vierzig Jahren meines Arztseins hat sich vieles verändert. Nicht zuletzt ich mich selbst. Meine Praxis befindet sich seit mehreren Jahrzehnten in Marchegg am östlichen Rand des Marchfeldes, einem ländlichen Gebiet im Osten Wiens. 36 Jahre als Landarzt haben mein ärztliches Denken und Fühlen geprägt. Sie haben mir aber auch bewusst gemacht, wie weit die Bedürfnisse der Patienten und die Zielvorgaben der modernen Medizin auseinanderliegen können.

Die Zahl der Ärzte in Österreich hat sich während meines bisherigen Lebens annähernd vervierfacht. Dabei hat sich die Bevölkerung nicht annähernd verdoppelt, geschweige denn, dass Menschen viermal so alt werden oder um den Faktor vier weniger krank oder gar viermal so zufrieden mit ihrer Gesundheit wären.

Im Gegenteil. Es gibt mehr Kranke und Leidende als je zuvor. Krankenhäuser und Spitalsambulanzen sind überfüllt. Das medizinische Personal arbeitet auch abseits der Coronapandemie an der Belastungsgrenze. 25 Jahre lang habe ich als Kassenarzt und Notarzt in Personalunion hart an dieser Grenze gearbeitet. Im Alter von 53 Jahren habe ich mich dann entschieden, aus diesem System auszubrechen und als Wahlarzt zu praktizieren. Das mache ich nun seit elf Jahren. Mein Arbeitsvolumen hat sich kaum geändert. Der Strom der Patienten wächst immer weiter.

Diese Entwicklung macht mich nachdenklich. 5,9 Millionen Menschen besuchten im Jahr 2019 laut Statistik Austria zumindest einmal eine Hausärztin oder einen Hausarzt. Das sind knapp achtzig Prozent der Bevölkerung. Erschafft die moderne Medizin mehr Patienten, als sie zu heilen in der Lage ist?

Wenn wir die Fallzahlen der einzelnen Fachgesellschaften zusammenzählen, erhalten wir eine Patientenmenge, die die Einwohnerzahl des gesamten Landes deutlich übersteigt. 2,3 Millionen Menschen leiden in Österreich an Wirbelsäulenbeschwerden, zwei Millionen an Depressionen und Burnout, 1,5 Millionen an Bluthochdruck. 800.000 Menschen sind Diabetiker. 750.000 sind Osteoporosepatienten, 600.000 haben eine koronare Herzkrankheit, und

Hunderttausende von Polyarthrosepatienten leben in diesem herrlichen Land. 42.000 Patienten erkranken jährlich an Krebs. Die Liste kann leider beliebig erweitert und fortgesetzt werden. Dass es trotzdem noch vereinzelt gesunde Menschen gibt, liegt daran, dass viele Patienten multimorbid sind und von mehreren Fachbereichen der Medizin gezählt und beansprucht werden.

Im Jahr 2020 gab es in österreichischen Spitälern 3,996.670 – also fast vier Millionen – medizinische Leistungen während stationärer Aufenthalte – pandemiebedingt ohnehin zwölf Prozent weniger als im Jahr davor. Von Jahr zu Jahr werden mehr Operationen durchgeführt. In kaum einem anderen Land der Welt werden mehr Knie- oder Hüftendoprothesen implantiert als in Österreich. Ich glaube nicht, dass österreichische Knie und Hüften im Vergleich zum Rest der Welt derart überproportional anfällig sind. Der Wirtschaftskomplex Gesundheitssystem boomt. Um die Umsätze der Pharma- und Medizinindustrie müssen wir uns keine Sorgen machen.

Das Gesundheitssystem ist kostspieliger denn je. Um es finanziell am Leben zu erhalten, müssen auch außerhalb der Coronapandemie genügend Patienten durch das System geschleust werden. Tag und Nacht wird untersucht, kontrolliert, operiert und therapiert. Ein großer Teil dieser ärztlichen Leistungen ist nicht notwendig. Manche dieser Leistungen schaden Patienten sogar. Eine Reduktion ärztlicher Leistungen auf das Notwendige würde demnach auch die Zahl der unerwünschten Nebenwirkungen verringern.

Der Satz »Primum non nocere« – zuerst einmal nicht schaden – ist ein essenzieller Bestandteil des hippokratischen Eides, den wir Ärzte leider schon lange nicht mehr ablegen. Die volle Aussage der Passage lautet: »Primum non nocere, secundum cavere, tertium sanare« (... zweitens vorsichtig sein und drittens heilen). Nicht zu schaden muss wieder die oberste Priorität im Medizinbetrieb werden.

Die Heilkunst hat die Menschen und ihre Schicksale aus den Augen verloren. Aus der Kunst des Heilens ist eine Gesundheitsindustrie geworden. In erschreckend vielen Bereichen des Gesundheitssystems erinnert die tägliche Routine an Fließbandarbeit. Ärzte und Pflegepersonal stehen unter extremem Zeit-, Dokumentations- und Leistungsdruck. Dieser Druck führt dazu, dass Patienten wie in einer Reparaturwerkstätte abgefertigt werden. Dass Patienten mitdenken, Gefühle zeigen und mitreden, ist nicht erwünscht.

Die Verantwortlichen werden nicht müde zu beteuern, dass alles streng evidenzbasiert und wissenschaftlich kontrolliert abläuft. Dem halte ich entgegen, dass Patienten, Ärzte und Angehörige von Pflegeberufen individuelle Wesen sind und nur bis zu einem gewissen Grad wissenschaftlich erfasst werden können. Das Menschliche ist nicht messbar und bleibt daher außer Betracht. Ich bedaure, dass es so weit gekommen ist.

Vor zirka zwei Jahren hätte ich wegen eines solchen Systemfehlers um ein Haar einen Patienten verloren. Der siebzigjährige Herr war wegen einer rheumatoiden Arthritis auf

MTX (Methotrexat, ein Chemotherapeutikum, das auch bei Autoimmunerkrankungen eingesetzt wird) eingestellt. Einmal in der Woche nahm er 15 mg der Substanz zu sich.

Zu unserer beider Freude bewilligte ihm die Krankenkasse eine Kur. Am dritten Tag des Aufenthalts erkrankte der Patient an einem grippalen Infekt. Er bekam hohes Fieber und war zeitweilig verwirrt. Eine Krankenschwester sortierte seine Medikamente und verabreichte sie ihm. Dabei unterlief ihr ein folgenschwerer Fehler. Mein Patient bekam MTX 15 mg an fünf hintereinander folgenden Tagen und nicht nur einmal in der Woche wie vorgesehen. Das Gegenmittel Folsan, das er jeweils zwei Tage nach der wöchentlichen Dosis einnehmen sollte, vergaß die Krankenschwester überhaupt. Dadurch kam es zu einer toxischen Überdosis und in weiterer Folge zu einer aplastischen Anämie. Der siebzigjährige Mann landete auf der Intensivstation und überlebte nur mit viel Glück.

Die Krankenschwester war unachtsam, keine Frage. Aber die besondere Gefährlichkeit ihres Fehlers war ihr wohl nicht bewusst. Lesen Sie die Fachinformationen über MTX und seine Wechselwirkungen mit anderen Medikamenten. Ein Flug zum Mond mit einer Saturn-V-Rakete erscheint einfacher als die ärztliche Begleitung eines multimorbiden MTX-Patienten.

Was ist aus meinem Traumberuf geworden? Warum werden die Therapien immer unübersichtlicher und komplizierter? Ist es überhaupt denkbar, dass die Medizin die Probleme bewältigt, vor denen sie steht? Welchen Benefit bringen immer kostspieligere moderne Therapien, wenn es nicht gelingt, das Ausmaß der möglichen Nebenwirkungen in einem akzeptablen Rahmen zu halten?

Unser Gesundheitssystem ist nicht nur krank, unser Gesundheitssystem ist multimorbid. Die Probleme greifen ineinander. Es gibt keine einfachen Lösungen. 15 Jahre lang habe ich als Kammerrat in der Niederösterreichischen Ärztekammer versucht, Fehlentwicklungen zur Sprache zu bringen. Mit wenig Erfolg. Ich kann und will das Rad der Geschichte nicht zurückdrehen. Aber es muss Wege geben, bewährtes Altes mit gutem Neuen zu verbinden. Es ist mein Anliegen, eine Medizin zu betreiben, die den Menschen hauptsächlich hilft und hoffentlich nur wenig schadet.

Das klingt selbstverständlich.

Aber die Medizin macht in so vielen Bereichen genau das Gegenteil. Das erlebe ich jeden Tag in meiner Ordination. Viele Patienten fühlen sich ungehört.

Und das ist unerhört.

Wir müssen diese Entwicklung hinterfragen. Als Patient können, wollen und sollen Sie nicht warten, bis sich die Medizin wieder ihrer eigentlichen Aufgaben besinnt. Sie brauchen ein Angebot, das als Leitfaden bei medizinischen Entscheidungen dienen kann. Das Buch in Ihren Händen soll mit gezielten Denkanstößen dabei helfen.

Ich werde in den folgenden Kapiteln Fallbeispiele in Kombination mit Tipps und Tricks anbieten, die Ihnen dabei helfen können, im Gesundheitssystem besser zurechtzukommen. In Gesundheit und Krankheit. Wenn Sie diese Ratschläge in Ihre

Überlegungen mit einbeziehen, sollte es Ihnen möglich sein, nach dem einen oder anderen Arztbesuch oder Krankenhausaufenthalt zufriedener nach Hause zu gehen.

Die Fallbeispiele sind aus datenschutzrechtlichen Gründen anonymisiert. Allerdings möchte ich klarstellen: Es handelt sich durchwegs um reale Fälle.

Das dritte Kapitel trägt den Titel »Vor Sorge untersuchen?«. Aus der Physik wissen wir, dass im elektronenmikroskopischen Bereich die Untersuchung das untersuchte Objekt verändert. In der Medizin geschieht im Prinzip nichts anderes. Das gilt auf jeden Fall für den psychisch-emotionalen Bereich. Verunsicherung und Angst sind längst omnipräsente Bestandteile des modernen Medizinbetriebs geworden. Nicht erst durch Therapien, sondern schon durch scheinbar harmlose Untersuchungen kann die Medizin folgenschwere Konsequenzen für die persönliche Lebenssituation auslösen. Dabei könnten nicht einmal täglich durchgeführte Vorsorgeuntersuchungen das Altern, geschweige denn das Sterben verhindern.

Das vierte Kapitel dieses Buches mit dem Titel »Wenn die Therapie selbst zur Krankheit wird« beschäftigt sich mit Nebenwirkungen und möglichen Folgen von Therapien. Eine erschreckend hohe Anzahl von Patienten leidet unter der optimal-evidenzbasierten medizinischen Behandlung. Diese Menschen sind doppelte Patienten. Sie sind Opfer ihrer Krankheit und Opfer der Therapie. Medizinisch-therapeutisch bedingte Leiden der Patienten sichtbar zu machen ist eine der Intentionen dieses Buches.

Der Hormonspezialist bringt die Probleme der weiblichen Wechseljahre wieder in Ordnung. Dass er dazu unter Umständen Östrogene verwendet, die die Ausbreitung von Brustkrebs begünstigen können, spielt zunächst keine Rolle. Die Folgen können jedoch wesentlich problematischer als Wechselbeschwerden sein. Über die mögliche Begünstigung von Brustkrebs werden die Patientinnen aufgeklärt. Aber was ist diese Aufklärung wirklich wert? Die Not ist immer aktuell, und das Risiko erscheint gering und fern in der Zukunft.

Auch die Mentalität der Patienten führt oft zu problematischen Therapien. Marathonläufer lassen sich lieber Kortison in schmerzende, überlastete Gelenke und andere Strukturen des Bewegungs- und Stützapparates spritzen, als dass sie sich mit einer kürzeren Laufstrecke zufriedengäben. Die Nebenwirkungen dieser Injektionen reichen von akuten Komplikationen wie Empyemen (Eiteransammlungen in Körperhöhlen) bis zur Notwendigkeit eines vorzeitigen künstlichen Gelenkersatzes.

Das fünfte Kapitel behandelt die Entwicklungen der Medizin in den Bereichen der künstlichen Befruchtung und der Schwangerschaft. Dieser Bereich ist besonders sensibel und emotional aufgeladen. Schwangerschaft gerät immer mehr zu einer Krankheit. Die In-vitro-Fertilisation schafft für Paare mit Kinderwunsch und Empfängnisproblemen neue Möglichkeiten. Kinder werden machbar. Aus dieser Machbarkeit erwachsen hohe Erwartungen. Damit wächst der Druck auf die betroffenen Frauen ebenso wie auf die Fortpflanzungsmedizin.

Wie kontraproduktiv sich dieser Druck auf eine Schwangerschaft auswirken kann, zeigt das Fallbeispiel in diesem Abschnitt. Dieses Kapitel ist ein eindringliches Plädoyer dafür, Untersuchungen zu unterlassen, die nicht unbedingt erforderlich sind. Es ist ein Plädoyer für eine Aufwertung der Psychohygiene insbesondere während der Schwangerschaft. Ständige Angst um das werdende Kind ist Gift für das werdende Kind.

Das sechste Kapitel beschäftigt sich mit der Problematik der medikamentösen Blutverdünnung. Bei der Anwendung blutverdünnender Medikamente zeigen sich nicht nur die Komplexität und die Gefährlichkeit der Wechselwirkung zwischen verschiedenen Medikamenten untereinander. Auch die Wechselwirkungen zwischen Medikamenten und den sie einnehmenden Menschen sowie zwischen Medikamenten und den seelischen Bedürfnissen der Patienten werden hier deutlich. Aber damit nicht genug. Die Medizin spaltet sich zunehmend in verschiedene Fachdisziplinen, denen es schwerfällt, auf einander Rücksicht zu nehmen.

Diese Gemengelage bietet eine explosive Ausgangssituation für lebensbedrohliche Zwischenfälle im Medizinbetrieb. Forschungsergebnisse und Studien lassen sich nicht eins zu eins in den Alltag der Patienten integrieren. Patienten sind Menschen. Und Menschen sind Individuen. Das heißt aus dem Lateinischen übersetzt: Unteilbare.

Einzigartige.

Jeder einzelne Mensch hat einzigartige körperliche und einzigartige seelische Merkmale.

Das siebente Kapitel beschäftigt sich mit dem Fachbereich Onkologie und dem unangenehmen Thema Krebs. Krebs bedeutet häufig Chemotherapie.

Die Tumortherapie findet im Spannungsfeld zwischen Betroffenheit, Verzweiflung und Hoffnung auf der einen Seite und wissenschaftlicher Studienlage, Gewinndenken und Profitmaximierung auf der anderen Seite statt. Ärzte stehen oft hilflos im Niemandsland zwischen dem onkologischen Patienten und der Pharmaindustrie.

In diesem Niemandsland steht die Validität der Aussagen der evidenzbasierten Medizin zur Chemotherapie auf dem Prüfstand. Denn es gibt kaum Studien zur Frage, in wie vielen Fällen es nicht der Krebs, sondern die Chemotherapie selbst ist, die die Patienten tötet.

Chemotherapie und neuerdings auch die Immuntherapie entscheiden in vielen Fällen über Leben und Tod. Entsprechend emotional sind diese Themen besetzt. Statistisch gesehen wird jeder Dritte von uns von der schicksalhaften Diagnose Krebs betroffen sein. Das ist eine unangenehme Tatsache. Umso mehr sollten wir uns für den Ernstfall wappnen.

Welche Empfehlungen gibt es für Sie als Patient für den Fall, dass Ihr Onkologe Ihnen eine Chemotherapie nahelegt? Wie lässt sich erkennen, ob eine deutliche Verschlechterung Ihres Gesundheitszustandes vom fortschreitenden Krebs oder von der Chemotherapie herrührt?

Das achte Kapitel geht der Frage nach, inwieweit der Medikamentenkonsum der Gesellschaft in unserer Umwelt unerwünschte und bislang zu wenig beachtete Wirkungen und Nebenwirkungen verursacht.

Die Forschung über Hormone und Medikamentenrückstände in Nahrung, Trink- und Grundwasser steht erst am Anfang.

Gewiss ist allerdings: Je mehr Tabletten wir einnehmen, umso mehr Metaboliten werden über Stuhl und Harn ausgeschieden. Acht Milliarden Menschen produzieren eine beachtliche Menge an Ausscheidungen. Die pharmakologisch oftmals noch aktiven Verbindungen verschwinden nicht im Nichts. Sie entwickeln ein zweites Leben im Verborgenen. Es ist nicht undenkbar, dass diese schleichenden Wirkungen unsere Gesellschaft längst wesentlich gravierender beeinflussen, als wir das erahnen.

Die Impfpflicht gegen SARS-CoV-2 führt mich zum neunten und vorletzten Kapitel. In Zeiten der Pandemie möchte ich mich sowohl mit dem polarisierenden Thema von Impfungen an sich als auch mit den Nebenwirkungen medizinisch-wissenschaftlicher Expertisen auf die Gesellschaft auseinandersetzen. Wenn die Zahl der psychiatrischen Notfälle und die Zahl der Suizidversuche von Jugendlichen im Lockdown dramatisch angestiegen ist, ist das nicht so sehr eine Folge der Pandemie, sondern des medizinischen Umgangs mit der Lage.

Dass diese Diskussion dermaßen emotional aufgeheizt ist, verwundert mich nicht. Die Pandemie führt uns deutlich vor Augen, dass Gesundheit in unserer Gesellschaft zum höchsten Gut geworden ist. Gesundheit ist für uns unersetzbar und schlägt alles andere an Wert. Freiheit, Ethik,

Solidarität, Moral oder Nächstenliebe haben ihren Rang als ähnlich wertvolle Güter längst eingebüßt. Die Mehrheit ist bereit, bei der Freiheit in Form von Lockdowns Abstriche zu machen, wenn das allgemein der Gesundheit dient. Auf Solidarität und Nächstenliebe sind wir nicht mehr angewiesen. Wir sind ja krankenversichert.

Gesundheit verdrängt Wirtschaft und Gewinn auf die unteren Plätze in der Prioritätenliste, wie der politische Umgang mit SARS-CoV-2 zeigt. Wenn es um die eigene Gesundheit geht, müssen wir auch feststellen, dass Ethik und Moral keine Rolle mehr spielen. Dementsprechend schwierig ist es, über diesen Themenkomplex zu diskutieren.

Diese Diskussion spaltet 2021/22 unsere Gesellschaft. Ich möchte aufzeigen, dass diese Spaltung nicht sein müsste. Es gibt Argumente für beide Seiten, und es gibt Wege, diese Argumente so zusammenzuführen, dass sie über alle Grenzen hinweg überzeugen können. Insofern vermittelt dieses Kapitel auch, wie eine sachliche Diskussion für und gegen Impfungen zu führen wäre.

Das zehnte Kapitel beschäftigt sich mit dem Sterben. Es handelt davon, wie die Medizin, ohne es zu wollen, sterbende Menschen quält, ihr Leiden verlängert und sie manchmal auch tötet. Der Tod ist die Achillesferse der Medizin. Ginge es nach dem Selbstanspruch der Hochleistungsmedizin, dürfte niemand mehr sterben. Das hat der politisch-gesellschaftliche Umgang mit der Coronapandemie nachdrücklich unterstrichen. Die Zahl der zur Verfügung stehenden

Beatmungsplätze auf den Intensivstationen des Landes hat über die Form des öffentlichen Lebens entschieden.

Den Tod um jeden Preis zu verhindern kostet einen hohen Preis. Es gibt immer noch eine weitere Therapie. Noch einen Versuch, das Leben zu verlängern. Dieses Ringen der Medizin gegen den Tod findet üblicherweise für die Öffentlichkeit unsichtbar im Krankenhaus, im Hospiz oder im Pflegeheim statt. Die Bilder sind zu verstörend.

Die erste Verpflanzung eines Schweineherzens in einen Menschen im Jahr 2022 findet hingegen medienwirksam statt. Ein Schritt in Richtung ewiges Leben. Wer trotz aller Bemühungen stirbt, tut das gegen den Willen der Medizin.

Die Medizin übersieht, dass es das Leben an sich ist, das unweigerlich zum Tode führt. Die Sterblichkeit des Menschen ist auch mit der besten Medizin garantiert.

So weit eine kurze Vorschau.

Sie müssen dieses Buch auch nicht von vorne bis hinten durchlesen. Sie können sich zuerst jenen Schwerpunkten widmen, die Sie besonders interessieren oder betreffen. In diesem Sinne hoffe ich, Ihr Interesse für den einen oder anderen Schwerpunkt geweckt zu haben, und wünsche Ihnen eine anregende Lektüre.

VOR SORGE UNTERSUCHEN?

Neben ernsthaften Erkrankungen ist die Gesundenuntersuchung der größte Feind der Gesundheit. Denn entweder gesund oder untersucht. Beides zugleich geht nicht.

Kein Arzt auf dieser Welt, der etwas auf seine Kunst hält, wird einem Patienten je die umfassende und uneingeschränkte Gesundheit attestieren. Schlichtweg, weil es den idealen Normmenschen nicht gibt. Der Begriff Gesundheit bleibt ein Phantom und ändert sich im Lauf des individuellen Lebens ständig.

Frau Horch ist 42 Jahre alt.

Ihr Leben verläuft in geregelten Bahnen.

Frau Horch ist mit einem Gymnasiallehrer verheiratet, den sie seit ihrer Jugend kennt. Nach einer ersten großen Liebe verlieren sie sich aus den Augen. Seine besitzergreifende Zuneigung treibt sie in die Flucht. Dennoch kann sie ihn nicht vergessen. Irgendwann begegnen sie sich wieder.

Das Feuer brennt diesmal nicht mehr so heiß. Aber die Liebe bleibt.

Zwei Kinder im Alter von sieben und vier Jahren machen das Leben perfekt. Die Familie bedeutet ihr alles. Das ausgedehnte gemeinsame Frühstück am Sonntag ist der Mittelpunkt der Woche.

Damit Frau Horch schlank bleibt, betreibt sie regelmäßig Sport und ernährt sich gesund. Sie achtet auf ausreichend Schlaf und legt Wert auf Körperpflege.

Als persönliche Assistentin eines bekannten Anwaltes genießt sie Ansehen. Nicht nur in der Kanzlei.

Der Jurist ist Kettenraucher, 69 Jahre alt, brillant in seinen Schriftsätzen und von gegnerischen Kollegen gefürchtet. Er lebt zurückgezogen und bescheiden. Niemand in der Kanzlei hat Einblick in sein Privatleben. Im Umgang mit Konzipienten und Partnern ist er streng, aber niemals herrisch. Er pflegt eine höfliche Distanz und hat doch ein offenes Ohr für die Anliegen seiner Belegschaft. Ein Gentleman durch und durch.

Der Anwalt ist für Frau Horch wie ein Vater. Sie ist rundum zufrieden. Sie sagt: »Ich bin auf die Schokoladenseite des Lebens gefallen.«

Dann erkrankt der Anwalt an Lungenkrebs. Aus heiterem Himmel, wie die Angestellten in der Kanzlei sagen.

Frau Horch ist entsetzt. Der Chef und die Kanzlei sind seit 24 Jahren fester Bestandteil ihres Lebens. Nur bei der Geburt ihrer Kinder war sie jeweils drei Monate in Karenz.

Eine Welt bricht zusammen. Der Alltag in der Sozietät verliert seine Regelmäßigkeit. Der Herr Doktor ist oft bei Ärzten und selten im Gerichtssaal. Wenn er für ein paar Stunden in die Kanzlei kommt, ist er schnell erschöpft. Er ist blass, isst kaum und will nicht auf seine Krankheit angesprochen werden.

Er zieht sich zurück und duldet kein Mitleid.

Alle sind betroffen, aber niemand spricht darüber.

Zu Hause versucht Herr Horch, seine Frau zu trösten: »Du wirst sehen, der Herr Doktor wird schon wieder gesund.«

Aber der Anwalt verliert ständig Gewicht.

Niemand hat einen Plan, wie es weitergehen soll. Die Stimmung in der Kanzlei ist bedrückend.

Frau Horch verändert sich. Sie ist häufig müde und fühlt sich abgeschlagen. Einladungen schlägt sie aus, ohne sich mit ihrem Mann zu besprechen. Die nachträglichen Begründungen sind fadenscheinig. Zum ersten Mal seit der Geburt ihrer Tochter vor vier Jahren bleibt sie wegen eines grippalen Infekts zu Hause.

Beim Frühstück am Sonntag wendet sich Frau Horch an ihren Mann. »Ich muss mit dir reden.«

Herr Horch sagt kein Wort. Seit Wochen merkt er, dass sie schlecht schläft.

Sie sagt: »Ich habe Angst.«

»Wovor hast du denn Angst?«, fragt er.

Frau Horch denkt nach. »Wir haben zwei kleine Kinder, und ich habe beim Chef gesehen, wie schnell sich alles ändern kann.«

»Aber du bist doch noch jung und gesund.«

Frau Horch starrt in die Luft. »Aber trotzdem.«

»Du rauchst ja nicht, und sonst ist doch auch alles in Ordnung.«

»Und wer sagt dir, dass der Krebs beim Chef vom Rauchen kommt?«

»Ich habe gelesen, dass 95 Prozent aller Lungenkrebspatienten Raucher sind.«

»Und was ist, wenn ich zu den restlichen fünf Prozent gehöre?«

Herr Horch weiß nicht, wie er mit der Situation umgehen soll. Ihre Zuversicht war bislang fester Teil ihrer Ausstrahlung.

Die Kinder spielen im Kinderzimmer, wie immer am Sonntag.

»Was werden wir denn heute kochen?«, fragt er, um sie auf andere Gedanken zu bringen. Das gemeinsame Kochen am Wochenende ist ein Fixpunkt im Familienleben.

Sie schaut ihn an und fragt unsicher: »Können wir uns nicht ausnahmsweise was vom Chinesen kommen lassen?«

Der Mittelschullehrer erkennt seine Frau nicht wieder. Vom Chinesen? Während der Woche manchmal, ja. Aber am Wochenende? Das hat es in den ganzen neun Jahren ihrer Ehe noch nicht gegeben. Ungläubig fragt er nach: »Du willst nicht mit mir kochen?«

»Ich bin so antriebslos und müde. Sei mir bitte nicht böse.«

Herr Horch liebt seine Frau. Er nimmt sie ernst und will ihr helfen. »Leg dich hin, ich mach uns ein Letscho.«

»Wenn es dir nichts ausmacht?«

Das Kochen macht ihm nichts aus. Das Gespräch sehr wohl. Zweifel waren in ihren gemeinsamen Jahren bislang eher seine Sache. Wie oft hat er ihr gesagt: »Du bist meine Festung.« Seine Welt bekommt einen Riss.

Während er alleine in der Küche arbeitet, denkt er über seine Frau und ihren ungewohnten Zustand nach. Später, bei Tisch, sagt er: »Ich habe nachgedacht. Geh doch zu unserer Hausärztin und mach eine Vorsorgeuntersuchung. Vielleicht beruhigt dich das.«

Frau Horch lächelt zum ersten Mal seit Tagen. Sie berührt seinen Unterarm mit ihren Fingerspitzen. »Du bist ein Schatz. Das ist eine gute Idee.«

Die Stimmung klart auf.

»Ich weiß gar nicht, warum ich nicht selbst darauf gekommen bin.«

Es wird noch ein schöner Sonntag. Am Nachmittag unternehmen alle vier einen Radausflug in ein nahe gelegenes Erholungsgebiet.

Am Montag meldet sich Frau Horch telefonisch zur Gesundenuntersuchung an.

Die Ordinationshilfe ist freundlich und gibt ihr einen ersten Termin.

»Wenn Sie wollen, kommen Sie gleich morgen früh um 8.30 Uhr zur Blutabnahme. Wir beginnen immer mit der Blutabnahme. Alle weiteren Termine machen Sie sich dann gleich mit der Frau Doktor persönlich aus. Und bitte bleiben Sie ab dem Abendessen nüchtern und trinken Sie ab Mitternacht nichts mehr, damit die Laborwerte nicht verfälscht werden.«

Frau Horch hat ein gutes Gefühl.

Die Dame am Telefon klingt sehr professionell. Unverfälschte Laborwerte. Diesen Wunsch wird sie sich und ihrem Mann erfüllen. Sie spürt, dass alles wieder gut wird.

Herr Horch erhält, während er unterrichtet, eine SMS. »Du kannst ganz beruhigt sein, es geht mir schon viel besser.«

In der Kanzlei hört sie, dass der Chef eine neue Chemotherapie besser verträgt.

Zum ersten Mal seit Wochen kehrt ein Gefühl der Zuversicht zurück.

Kurz überlegt Frau Horch, den Termin bei der Hausärztin gleich wieder abzusagen. Aber eine Gesundenuntersuchung ist sicher eine gute Idee. Selbst wenn sie den Check nur ihrem Mann zuliebe macht.

Am nächsten Morgen verlässt sie die Wohnung. Ohne gefrühstückt zu haben.

In der Nacht hat es geregnet. Der Gehsteig ist noch feucht. Es hat merklich abgekühlt.

»Mein Gang zum Schafott«, schießt es ihr in den Kopf. Seit ihrer Kindheit fürchtet sich Frau Horch vor Nadeln. Immer wieder erzählt sie: »Das Schlimmste an den zwei Geburten waren die Spritzen.« Kurz verflucht sie die Vorsorgeuntersuchung.

Dann denkt sie an den Chef, seine Zuversicht, seine Chemotherapien und die beiden Katheter, die unter einer Mullbinde aus seinem rechten Ellbogen herausschauen, rot und blau. Sie schämt sich. Trotzdem hat sie Angst, dass ihr Kreislauf zusammenbrechen könnte.

Die Hausärztin ist einfühlsam und nimmt ihr die letzte Angst vor der Nadel.

»Wenn Sie Angst haben, legen Sie sich auf die Liege und schließen Sie die Augen. Sie werden den Stich kaum spüren.«

Frau Horch ist dankbar und will ihre Schuhe ausziehen. »Die können Sie ruhig anlassen, das Papier wird nach jedem Patienten gewechselt.«

Frau Horch erschrickt über das Wort »Patient« und legt sich nieder. Zur Sicherheit schließt sie die Augen.

Die Ärztin sagt: »So eine Routineuntersuchung beruhigt einfach.« Während sie den Stauschlauch festzieht, fragt sie: »Und darf ich Sie fragen, was Sie dazu bewogen hat, sich durchchecken zu lassen?«

Frau Horch wartet auf den Einstich und versucht, trotz ihrer inneren Anspannung eine Antwort zu geben.

Sie denkt über eine Kurzfassung der Ereignisse nach. »Eigentlich ist mein Chef an Lungenkrebs ...« Weiter kommt sie nicht.

»Frau Horch, die Blutabnahme ist schon vorbei.« Die Ärztin ist an ihrer Antwort nicht interessiert.

Ungläubig schaut Frau Horch zur Hausärztin hinauf. »Es ist schon vorbei?«

Sie hat die Punktion der Vene überhaupt nicht gespürt.

»Ja, es ist schon vorbei.« Die Ärztin zeigt der Patientin die blutgefüllten Glasröhrchen zum Beweis. »Ich habe Sie nur abgelenkt, damit Sie sich nicht so auf den Stich konzentrieren.«

Frau Horch bestaunt die Glasröhrchen.

Die Medizinerin erklärt: »Wenn Sie mir bei der Blutabnahme zuschauen, wartet das Gehirn auf den Schmerz.«

Frau Horch fühlt sich bei der Ärztin in guten Händen. Erleichtert verlässt sie die Ordination.

Die Sonne kämpft sich gerade durch die Überreste des nächtlichen Regenschauers. Die Hitze der letzten Tage ist gebrochen. Frau Horch verzichtet auf die Straßenbahn und geht die drei Stationen bis zur Kanzlei zu Fuß. In ihrer Tasche hat sie einen kleinen Zettel mit dem nächsten Termin. Donnerstag kommender Woche um 14 Uhr.

Die nächsten Tage sind wie früher.

Der Anwalt überrascht seine Angestellten mit der Nachricht, dass der Tumor im linken Lungenflügel kleiner geworden sei. »Nach dem nächsten Zyklus der Therapie kann ich operiert werden.« Mit einem Augenzwinkern fügt er hinzu: »Ich bleibe Ihnen also erhalten.«

Am Wochenende kochen die Horchs miteinander.

Der Donnerstag ist in weiter Ferne.

Dann kommt er doch.

Voller Zuversicht nimmt Frau Horch vor dem Schreibtisch der Ärztin Platz. Frau Horch will die Untersuchung nach der Besprechung des Blutbefundes abbrechen. Sie fühlt sich gesund. Die Bestätigung durch die Laborwerte betrachtet sie als reine Formsache.

Nach einer kurzen Begrüßung wendet sich die Ärztin ihrem Arbeitsplatz zu. Ihr Gesicht verschwindet hinter dem Bildschirm. Die Tastatur am Schreibtisch klappert unter den Anschlägen ihrer Finger.

Frau Horch kennt diesen Umgang von ihrem Frauenarzt. Auf seinem Bildschirm ist immer »alles bestens«, wie er es ausdrückt, während er ihr die Schulter zuwendet.

Nach einer gefühlten Ewigkeit sagt die Medizinerin endlich etwas. Das Gesicht bleibt dabei abgewandt.

»Frau Horch, seien Sie beruhigt, im Großen und Ganzen ist bei Ihrem Blutbild alles in Ordnung.«

Im Großen und Ganzen?

Beruhigt?

Ab diesem Augenblick ist nichts mehr in Ordnung. Das Große und Ganze ist gut und schön, aber was ist nicht in Ordnung? Frau Horch denkt: »Volltreffer, ich gehöre zu den fünf Prozent.« In ihrem Kopf überschlagen sich die Bilder. Wieder sieht sie die Kanülen in der Ellenbeuge des Anwalts, die eine rot, die andere blau.

Wie sollte sie beruhigt sein? Wie viele Blutabnahmen stehen ihr bevor? Wie viele Chemotherapien wird sie brauchen? Wird ihr Mann mit den Kindern zurechtkommen?

Irgendwie stammelt sie: »Mein Gott, dabei habe ich mich in den letzten Tagen eigentlich so gut gefühlt.«

Erst jetzt nimmt sie das erstaunte Gesicht der Hausärztin wahr. »Frau Horch, lassen Sie mich einmal alles in Ruhe erklären.« Die Ärztin hat bemerkt, was sie mit ihren Worten ausgelöst hat, und wendet sich ihrer Patientin zu. »Es ist wirklich alles in Ordnung, nur Ihre Lymphozyten sind leicht erhöht.«

Frau Horch versteht nicht viel von Medizin. Aber Lymphozyten gehören zum Blut. Also Blutkrebs. Sie wird elendig dahinsiechen. »Was bedeutet das?«

»Die Lymphozyten sind eine Unterart der weißen Blutkörperchen und können bei Infektionen erhöht sein.«

Frau Horch spürt Panik aufsteigen. »Aber ich habe keine Infektion.« In ihrer Aufregung vergisst Frau Horch, dass sie vor zwei Wochen drei Tage mit leichtem Fieber im Bett gelegen ist. Auch die Ärztin vergisst auf die simple Frage: »Waren Sie in den letzten zehn bis 14 Tagen vor der Blutabnahme krank?«

»Das Ausmaß der Erhöhung ist nicht schlimm«, betont sie stattdessen. Aber es gibt kein Zurück. Die Saat ist ausgebracht.

»Aber sie sind erhöht, oder?«

»Ja, Frau Horch, aber das kann eine Kleinigkeit sein.«

Einen Augenblick schweigen die beiden Frauen. Die eine hofft, dass sich ihre Patientin beruhigt. Die andere malt sich ihre Krankheit und deren Folgen aus.

»Und was, wenn es keine Kleinigkeit ist?«

Die Medizinerin steht unter Druck.

Am Bildschirm sieht sie, dass sie bereits zwei Termine im Rückstand ist.

Die Ärztin sagt: »Frau Horch, da alle anderen Werte in Ordnung sind, glaube ich, es ist das Beste, wenn ich Sie zu einem Facharzt für Bluterkrankungen überweise.«

Mit diesem Satz bricht Frau Horchs Welt ein weiteres Mal zusammen.

Wieder wendet sich die Hausärztin von ihr ab und tippt auf ihrer Tastatur.

Kurz darauf ist das Geräusch des Druckers zu hören. Die Überweisung.

»Adresse und Telefonnummer des Kollegen finden Sie rechts unten.«

Wortlos steht Frau Horch auf. Sie möchte Danke sagen, weiß aber nicht, wofür.

Die Ärztin gibt ihr die Hand und sagt: »Sie werden sehen, alles wird wieder gut. Haben Sie keine Angst.«

Frau Horch hat panische Angst.

Die frühere Freude am Leben wird nicht mehr zurückkehren.

In den folgenden Wochen erlebt Frau Horch eine Odyssee von Arztbesuchen. Es wird ihr mehrmals Blut abgenommen. Von verschiedenen Ärzten hört sie zum ersten Mal die Worte »Blutausstrich«, »atypische Lymphozyten«, »monoklonale B-Lymphozyten« und irgendwann wird auch der Begriff »CLL« (Chronisch lymphatische Leukämie) erwähnt.

Die Stimmen der Mediziner klingen dabei selten beruhigend, oft aber geheimnisvoll, unheildrohend. Frau Horch wird an ein Schwerpunktkrankenhaus überwiesen. Eine junge Ärztin tastet ihre Lymphknoten in den Achselhöhlen und in den Leistenbeugen ab. »Wenn Sie häufiger Infekte bekommen oder wenn Ihre roten Blutkörperchen weniger werden, dann müssen wir über eine Therapie entscheiden.«

»Wir?«, denkt Frau Horch. »Wer soll das sein? Du bist ja noch zu jung.«

Trotzdem fühlt sie sich von der Ärztin ernst genommen.

Später sagt die Medizinerin: »Bis dahin können Sie ein ganz normales Leben führen.«

Bis dahin.

Frau Horch weiß, dass die junge Ärztin sie beruhigen will. Zu ihrem Mann sagt sie einmal: »Weißt du, ich komme mir vor wie in der Todeszelle, nur dass das Datum der Hinrichtung ständig aufgeschoben wird.«

In der hämatologischen Ambulanz gerät Frau Horch jedes Mal an einen neuen Ansprechpartner. Eine Frage wird mit einem neuen Termin und einer neuen Untersuchung beantwortet. »Bis zu Ihrem nächsten Ambulanzbesuch werden wir noch eine Lymphozytentypisierung durchführen.«

Die junge Ärztin sieht, dass Frau Horch zerbricht. Sie sagt: »Frau Horch, das Ganze ist nicht so schlimm, wie Sie glauben.«

Das macht zwar Hoffnung, nimmt aber nicht die Angst. Frau Horch googelt die Begriffe. Sie liest, dass die Krankheit nach derzeitigem Stand der Erkenntnisse nicht heilbar ist.

Mehrmals stößt sie auf die Bezeichnung »monoklonale B-Lymphozyten« und erfährt, dass die WHO seit 2017 diesen Begriff als fakultative Präneoplasie für eine chronische lymphatische Leukämie oder verwandte Lymphome klassifiziert. Jedes einzelne Wort klingt gefährlich, der ganze Satz vernichtend. Je tiefer sie in die Medizin eindringt, desto weniger versteht sie die Zusammenhänge.

Sie ertappt sich dabei, den Chef um die Klarheit seiner Diagnose zu beneiden. Er wird nach der Chemotherapie operiert werden und wenn er Glück hat, als geheilt gelten. CLL hingegen ist nicht heilbar.

Eine Kontrolle des Blutbildes fünf Wochen nach dem ersten Schock bei der Hausärztin ist völlig unauffällig. Kein einziger Lymphozyt zu viel. Aber es ist zu spät. Die Ärztin kann Frau Horch nicht mehr beruhigen. Ihre Lymphozyten sind zur Gefahrenquelle geworden. Sie können jederzeit wieder außer Kontrolle geraten. Ihr gewohntes Leben ist für immer vorbei.

Sie verliert den Appetit und drei Kilogramm Körpergewicht. Manchmal fühlt sie sich fiebrig. Sie misst ihre Körpertemperatur. Das Fieberthermometer zeigt 36,4 Grad an. »Aber ich spüre das Fieber«, beteuert sie.

Die Hausärztin sagt: »Leben Sie doch einfach Ihr Leben weiter. Derzeit ist alles in Ordnung. Das Blutbild ist unauffällig.« Ihre Stimme ist einfühlsam.

Frau Horch schläft nur noch mit häufigen Unterbrechungen. Jede Nacht. Darin sieht sie ein klares Zeichen für den fortschreitenden Krebs.

Samstags und sonntags kocht Herr Horch alleine. Alle seine Beruhigungsversuche prallen an ihr ab. Sie weckt ihn um zwei Uhr in der Nacht: »Mir geht es nicht gut.«

Das hat Herr Horch schon bemerkt. »Ich muss morgen unterrichten und für die Kinder kochen.«

Die Sorge um ihre Gesundheit wird Teil ihrer Beziehung.

Neuerdings beobachtet Frau Horch ihren Körper minutiös. »Schau einmal, meine Lymphknoten in der Leiste sind doch größer als gestern.«

Herr Horch ist meistens geduldig. »Nein, ich kann keinen Unterschied erkennen.«

Sie lässt ein weiteres Blutbild anfertigen. Wieder ist alles unauffällig.

Während er ihre Lymphknoten abtastet, sagt er: »Früher hast du mich in der Nacht für andere Dinge geweckt.«

Frau Horch weint leise.

Irgendwann schreit er sie zum ersten Mal an: »Ich halte deine Lymphknoten nicht mehr aus.«

Sie zieht sich weiter zurück.

Wieder versucht er, ihr zu helfen. »Glaubst du nicht, dass wir einmal einen Psychotherapeuten besuchen sollten?«

Frau Horch ist verzweifelt und willigt ein. Schlimmer kann es ja nicht werden.

Der Therapeut ist ihr vom ersten Augenblick an sympathisch. Nach der ersten Begegnung mit dem Ehepaar Horch sagt er: »Frau Horch, ich glaube, es genügt, wenn Sie die nächsten Male ohne Ihren Mann kommen.«

Sie ist einverstanden.

Sie erzählt viel von ihrer Kindheit. Jede Woche erlebt sie ein Stück ihres Lebens neu. Das beruhigt sie. Alle drei Monate besucht sie den Hämatologen. Alle drei Monate ist der Ultraschallbefund ihrer Lymphknoten genauso unauffällig wie das Blutbild. »Vielleicht wird die Krankheit bei Ihnen überhaupt nie ausbrechen.«

Mit Hilfe des Psychotherapeuten gelingt es Frau Horch, den Satz als Beruhigung zu empfinden.

Langsam kehrt wieder Normalität zurück.

Der Anwalt ist operiert und hat mit dem Rauchen aufgehört. Das hilft auch.

Nach einem halben Jahr will Frau Horch die psychotherapeutische Begleitung beenden. Ihr Mann fragt: »Ist das klug?«

»Ich kann jetzt gut mit der Unsicherheit leben«, meint sie.

Sie beendet die Therapie mit einem Strauß Rosen für den Psychologen.

Und lebt weiter. Nicht wie früher, aber doch.

Der Hämatologe dehnt die Untersuchungsintervalle auf sechs Monate aus.

Manchmal, wenn ihre Untersuchungstermine gleichzeitig stattfinden, erlaubt sich der Doktor in der Kanzlei einen Scherz: »Frau Horch, dann schauen wir einmal, wer von uns beiden länger lebt.«

Frau Horch ist bis heute nicht an CLL erkrankt. Die Kontrollen macht sie nur noch einmal im Jahr. Gegen den Willen der Ärzte. Die Werte sind dabei stets unauffällig. Zu keinem Zeitpunkt erfüllt Frau Horch die Kriterien für die Diagnose CLL. Die mittlerweile erwachsenen Kinder wissen bis heute nicht, warum ihre Mutter irgendwann ihre unbeschwerte Natur verloren hat.

Hintergründe:

Vorsorgeuntersuchungen retten unzählige Menschenleben.

Mammografien bei Frauen ab einem Alter von vierzig Jahren sind bei der Früherkennung von Brustkrebs hilfreich. Je früher ein Knoten entdeckt wird, desto weniger fortgeschritten der Krebs, desto geringer die Wahrscheinlichkeit, dass sich bereits Metastasen gebildet haben, und desto größer die Heilungschancen. Das gilt auch für vorsorgliche Dickdarmspiegelungen ab dem fünfzigsten Lebensjahr und für die urologische Vorsorge bei Männern.

Daran besteht kein Zweifel. Es spricht nichts gegen eine Vorsorgeuntersuchung im Einzelfall.

Auf den ersten Blick.

Es gibt aber einen zweiten und einen größeren Blick auf das Ganze.

Stehen Aufwand und Nutzen in einem vertretbaren Verhältnis? Macht es Sinn, isoliert Befunde zu erheben? Darf das politisch instrumentalisierte Motto »Für die Gesundheit darf uns nichts zu teuer sein« zur Legitimation für sinnlose Untersuchungen und gute Geschäfte missbraucht werden? Welchen Wert haben Therapien, die Krankheiten verhindern sollen, die vielleicht ohnehin zu keinem Zeitpunkt aufgetreten wären?

Wozu schlucken beschwerdefreie Menschen mit einem Ausgangs-LDL (Low Density Lipoprotein) von unter 130 mg/dl einen Lipidsenker? Statistisch gesehen würde nur ein einziger von 120 Menschen innerhalb von 1,9 Jahren ohne die Einnahme von Lipidsenkern ein kardiovaskuläres Ereignis erleiden.[4] Das Schlüsselwort in der Fachliteratur lautet: NNT (Number needed to treat). Wie viele Menschen müssen behandelt werden, damit ein einziger von der Therapie profitiert? Können wir noch von Therapie sprechen, wenn Menschen ohne medizinisch begründbare Notwendigkeit eine Tablette einnehmen, die Leberschäden, erhöhte Blutzuckerwerte und andere Nebenwirkungen hervorrufen kann, damit sie eventuell keinen Herzinfarkt bekommen?

In der Regel ist der Untersuchte zunächst ein Proband und kein Patient. Hat ein Mensch einmal Beschwerden, die ihn zum Patienten machen, sollten wir ohnehin nicht mehr von einer Gesundenuntersuchung sprechen. Der korrekte

Ausdruck wäre dann »Krankenuntersuchung« und das wäre normale Medizin.

Im zeitlichen Verlauf funktioniert die kurative Medizin in folgenden Etappen: Beschwerden des Patienten, Arztbesuch, Diagnostik, Befund und zuletzt Therapie.

In der Vorsorgemedizin verändert sich diese Reihenfolge. Es sind nicht mehr körperliche Beschwerden, die den Probanden zum Arzt führen. Die prophylaktische Diagnostik steht in einer solchen Betrachtung an erster Stelle. Sie führt in den meisten Fällen zu einem Befund, ohne dass der Proband je Beschwerden hatte. Er wird zum künstlichen Patienten.

Oder zum Patienten wider Willen.

Ist die Heilung einer Krankheit mit der Rettung eines Lebens gleichzusetzen? Oder sollten wir nicht – zumindest sprachlich korrekter – von einer Verlängerung sprechen?

Nach vierzig Jahren ärztlicher Tätigkeit kann ich bestätigen, dass die Abklärung harmloser Symptome manchmal zu gravierenden Zufallsbefunden führt. Solche Zufallstreffer sind Teil des hausärztlichen Alltags. Insgesamt bleiben derart errungene Siege über Krankheit und vorzeitigen Tod aber in einem überschaubaren Rahmen.

Ein Vergleich der Vorsorgemedizin mit der konventionellen kurativen Medizin zeigt als augenfälligsten Unterschied, dass nicht mehr die Beschwerden eines Patienten (lat.: der Leidende), sondern die Befunde eines Probanden behandelt werden.

Die Medizin schlittert durch den überproportionalen Anteil von »vor Sorge« durchgeführten Untersuchungen in ein neues Dilemma. Das jahrhundertelang gültige Prinzip von Heilung und Linderung von Beschwerden wird aufgeweicht. Die Grenzen zwischen Diagnostik und Therapie verschwimmen. Wenn die Untersuchung selbst zur Behandlung einer angstvollen Grundhaltung der Menschen wird, verliert die Medizin den Boden unter den Füßen und das übergeordnete Ziel der Heilung aus den Augen. Die Vorsorgemedizin basiert auf Verunsicherung und Angst.

Nachhaltig berührt hat mich der Fall einer 19-jährigen Frau, in den ich als junger Arzt involviert war. Kerngesund unterzieht sich die kaum erwachsene Patientin einer gentechnischen Untersuchung. Ihre ältere Schwester war an Brustkrebs erkrankt. Ein verantwortungsbewusster Mediziner empfiehlt ihr die Untersuchung. Zur Sicherheit. Zur Beruhigung.

Aus der Beruhigung wird nichts. Das BRCA1-Gen ist verändert. Wie bei der erkrankten Schwester. Ohne große Gefühlsregung rät der Mediziner zur prophylaktischen Amputation beider Brüste. Einer blühenden 19-Jährigen. Damit der Rest gesund bleiben kann. Vielleicht denkt der Kollege nicht daran, dass Brüste im Alter von 19 Jahren eine andere Bedeutung haben als in den späten Lebensjahren. Oder er vergisst, dass Menschen auch eine Seele und Gefühle haben.

Jedenfalls löst der Arzt einen Nervenzusammenbruch aus. Tage- und nächtelang weint die junge Frau. Sie verlässt das Bett nur noch zum Essen und zur Verrichtung der Notdurft.

In dieser Situation bittet mich die Familie um Hilfe. In etlichen Gesprächen unterstütze ich die Patientin in ihrer Weigerung, sich verstümmeln zu lassen. Ich lege ihr dar, dass neben einer genetischen Veranlagung auch psychische Faktoren, der Lebensstil und die sprichwörtliche Portion Glück Einfluss auf das mögliche Auftreten einer Krebserkrankung haben. Diese Zusammenhänge sind seit jeher Teil meines ärztlichen Verständnisses. Wir einigen uns darauf, regelmäßige Untersuchungen durchzuführen, um eine mögliche Krebserkrankung im Notfall rechtzeitig entdecken zu können. Die Amputation sagen wir vorerst zugunsten einer erfüllten jungen Weiblichkeit ab. Mit dieser Lösung kann die Patientin gut leben.

Inzwischen sind mehr als dreißig Jahre vergangen. Die Patientin ist verheiratet, hat drei Kinder geboren, gestillt und großgezogen. Sie lebt trotz des veränderten Gens immer noch mit beiden Brüsten. Manchmal muss ich sie ermahnen, die Untersuchungen nicht zu vernachlässigen.

Jeder öffentliche Aufruf zur Vorsorge macht Angst. Dabei wird von den Initiatoren von Gesundenuntersuchungen gar nicht bestritten, dass gerade die Risikogruppen nicht zur Vorsorgeuntersuchung erscheinen. In einem 269 Seiten langen Elaborat aus dem Jahr 1999 stellt die Österreichische Gesundheitskasse klar, dass die Angst vor der Entdeckung einer schweren Krankheit der Hauptgrund ist, weswegen Vorsorgeuntersuchungen nicht in Anspruch genommen werden.

Schlagworte wie »Vorsorgen beruhigt« oder »Vorsorgen ist besser als krank sein« tragen nicht zur Beruhigung bei. Und die Aussage »Nützt es nichts, so schadet es auch nicht«

ist auch nicht richtig. Sie lässt die verursachte Angst außer Acht.

Angst schwächt das Immunsystem. Das wissen wir aus der Psychoneuroimmunologie.

Ein schwaches Immunsystem begünstigt Krankheit.

Wie lassen sich Patienten von ihrer Angst vor einer Erkrankung heilen?

Die meisten MRTs des Schädels werden zur Beruhigung der Patienten angefertigt. Nicht der Arzt vermutet einen Gehirntumor, sondern der Patient hat Angst vor einem Gehirntumor. Wenn dieser Tumor im MRT ausgeschlossen werden kann, ist der Patient von seiner Angst geheilt. Das MRT erhält damit einen völlig neuen Zweck. Die Diagnostik wird zur Therapie.

Tatsächlich habe ich schon öfter den Satz gehört: »Seit ich in der Röhre war, sind meine Kopfschmerzen verschwunden.«

Die besorgten Blicke und angstvollen Fragen von beschwerdefreien Probanden bei der Besprechung harmloser Befunde haben ein besorgniserregendes Ausmaß angenommen. Die Medizin ist ein bedeutender Wirtschaftszweig mit einem Anteil am Bruttoinlandsprodukt von weit über zehn Prozent geworden. Manchmal beschleicht mich der Gedanke, dass die Vorsorgemedizin der Versorgung der Tablettenindustrie dient. Der tägliche Medikamentenkonsum hat in der westlichen Welt Rekordwerte erreicht.

Unter dem Vorwand, beruhigen zu wollen, suchen und finden wir Krankheiten. Das Ziel ist klar definiert: Die medizinische Vorsorge ermöglicht ein langes und gesundes Leben. Implizit werden dabei körperliche Gesundheit und Lebensdauer mit Lebensqualität und Glück gleichgesetzt. Aber was ist mit der psychischen Gesundheit? Ein überwiegender Teil der ausgestellten Überweisungen zu Fachärzten und zu bildgebenden Spezialuntersuchungen will zwar Absicherung und Beruhigung erreichen, verbreitet jedoch bei vielen Menschen Angst und Sorge. Der ausgegebene Slogan, dass Vorsorgeuntersuchungen eine frühzeitige Erkennung von Krankheiten und damit ein längeres gesünderes Leben garantieren, pervertiert sich ins Gegenteil. Längeres Kranksein garantiert höhere Umsätze für die Gesundheitsindustrie.

Zufallsbefunde pflastern den Weg jedes »vor Sorge« untersuchenden Arztes. Dabei ist es unerheblich, ob der Wunsch zur Untersuchung vom Patienten ausgeht oder ob der Arzt die Vorsorgeuntersuchung aus eigenem wirtschaftlichen Interesse durchführt. Fast immer finden sich eine oder mehrere Zysten in Leber, Niere oder Schilddrüse, eine Rötung, ein Lymphknoten, ein vorübergehend erhöhter Laborwert, eine bisher nicht beachtete Krampfader, beginnende Verdickungen (Plaques) an den Halsschlagadern, Karies oder eine Verminderung der Gehörleistung. Wenn sich nichts Krankhaftes findet, war die Untersuchung nicht ausführlich genug. Sind vielleicht Plattfüße oder Zehenfehlstellungen übersehen worden?

Spätestens nach einem Röntgen Ihrer Wirbelsäule und einem MRT Ihres rechten Knies oder der linken Schulter sind Sie krank. Degenerative Prozesse an den Wirbelkörpern, verschiedene Formen der Fehlhaltung, Sehneneinrisse,

Knorpel- und Meniskusschäden sowie Gelenksspaltveränderungen, von denen Sie bis jetzt noch nichts geahnt haben, erweitern von nun an den Umfang Ihrer ELGA-Akte. Oder wir untersuchen Ihren Vitamin-D-Spiegel. Sie sind nicht gesund.

Immer wieder staune ich, wer sich aller einer Vorsorgeuntersuchung unterziehen will. Das Spektrum reicht von kerngesunden verunsicherten Menschen aller Altersgruppen bis hin zu massiv übergewichtigen, kettenrauchenden, schwer erkrankten Patienten, bei denen schon lange keine Vorsorge mehr möglich ist, weil sie nur noch behandelt werden können.

Eine Studie, die die Gesundheitsdaten von zirka 250.000 Probanden aus Europa und Amerika ausgewertet hat, kommt zum Schluss, dass regelmäßige Gesundheitschecks nicht zu einem längeren Leben führen.[5]

Es bleibt unbestritten, dass Vorsorgeuntersuchungen im Einzelfall durch Früherkennung schwerer Erkrankungen zu einem längeren Leben führen können. Im statistischen Durchschnitt zeigt sich allerdings kein solcher Benefit. Die durch Gesundenuntersuchungen verursachten Ängste und Fehldiagnosen sind längst fester Bestandteil des Wirtschaftskomplexes Medizin. Die Psychologie hat sich einen Teil des Kuchens einverleibt und betreut ein immer größer werdendes Heer von Angstpatienten. Das Geschäft mit der Angst ist immer noch das beste Geschäft.

Die laufend steigende Qualität hochauflösender bildgebender Techniken verursacht die frühzeitige Entdeckung von organischen Veränderungen, die oft nur vorübergehende physiologische Veränderungen darstellen. Viele als Zufallsbefunde dargestellte zystische Veränderungen verschwinden auch ohne ärztliches Zutun ganz von selbst. Ihre Entdeckung hat aber Angst geschürt. Ganz zu schweigen von den psychischen Folgen der nachfolgenden Kontrolluntersuchungen.

Spätestens eine MR-Tomografie der Hals- oder Lendenwirbelsäule beendet die vermeintlich gefühlte Gesundheit eines jeden Menschen. In meiner vierzigjährigen ärztlichen Laufbahn ist mir kein einziger MRT-Befund untergekommen, dessen Ergebnis gelautet hätte: unauffälliger Befund.

Kein Arzt der Welt kann einem Probanden nach einer auch noch so ausführlichen Untersuchung Gesundheit garantieren. Zu jedem Zeitpunkt des Lebens kann zum Beispiel eine Krebserkrankung im Anfangsstadium übersehen werden.

Das Selbstvertrauen ist ein wesentlicher Teil der psychischen Gesundheit. Das ständige Suchen nach pathologischen Befunden untergräbt das Selbstvertrauen. Es gibt zwar keine Untersuchungen über das Ausmaß des dadurch verursachten psychischen Schadens. Aber in der Praxis ist dieser Schaden unübersehbar.

Eine erschreckend hohe Zahl der Patienten bemängelt, dass Ärzte zu wenig Zeit haben. Lange Wartezeiten, überarbeitetes Pflegepersonal und gestresste Ärzte gehören zum Alltag des Gesundheitssystems. Mein Vorschlag wäre, gesunde Menschen prinzipiell gesund sein zu lassen und die frei werdenden Kapazitäten den Kranken zu widmen.

Patienten im wahren Sinn des Wortes fühlen sich häufig »un-erhört«, schlecht beraten und alleine gelassen. Ich frage mich, ob es nicht eine ärztliche Aufgabe wäre, Selbstbewusstsein und Selbstsicherheit zu stärken. Die relativ jungen Disziplinen Psychoneuroendokrinologie und Psychoimmunologie bestätigen, dass Hormone, Psyche und Immunsystem eng miteinander verwoben sind. Das ständige Schüren von Zweifel und Angst ist nicht nur kostspielig, sondern auch kontraproduktiv. Außer für jene, die Medizin primär als Geschäft betrachten.

ACHTUNG!

Es gibt keine Gesunden, sondern nur schlecht Untersuchte.

Wenn Sie sich einer Vorsorgeuntersuchung unterziehen, rechnen Sie damit, dass die Mediziner Ihnen etwas Krankhaftes attestieren werden.

Oder etwas Krankhaftes übersehen werden.

Vielleicht ist Ihr Cholesterinspiegel erhöht oder Sie leiden an einer Fettleber. Oder Sie unterziehen sich einem Mammografie-Screening und bekommen einen falsch negativen Befund. Das bedeutet, dass Sie sich zu Unrecht in Sicherheit wiegen. Zwei von 1000 Frauen, die ein negatives Ergebnis bekommen, erkranken trotzdem an Brustkrebs. Statistisch gesehen bleibt eines von fünf Karzinomen bei Vorsorgeuntersuchungen unentdeckt.[6] Sie könnten aber auch mit einem falsch positiven Ergebnis konfrontiert werden.

Sie werden unter Umständen hören, dass Ihr Blutdruck leicht erhöht ist. Dabei sollten Sie beachten, dass Einzelblutdruckmessungen in der ärztlichen Praxis öfter höhere Werte ergeben, als sie im Alltag üblich sind. Das liegt meistens daran, dass Sie bei der Blutdruckmessung nervös sind. Auch wenn Sie das gar nicht so empfinden. Gewissheit bringt nur die Durchführung einer 24-Stunden-Blutdruckmessung.

Moderat erhöhte Leberwerte als Zufallsbefund sind alleine noch lange keine Krankheit. Sie treten auch nach harmlosen Virusinfektionen auf und sollten vor weiteren abklärenden Untersuchungen zumindest kontrolliert werden.

Ähnliches gilt für die Harnuntersuchung. Unsachgemäß gewonnene Urinproben stellen die häufigste Ursache für falsch positive pathologische Befunde dar. Nur ein mittels Einmalkatheter steril entnommener Harn eignet sich für eine zuverlässige Analyse.

Ein vernünftiges, ausgeglichenes Leben mit wenig Alkohol und ohne Tabakwaren, mit ausreichender Bewegung und psychischem Wohlbefinden stellt immer noch die beste Vorsorge für Gesundheit dar.

Es macht Sinn, den eigenen Körper verantwortungsbewusst zu beobachten.

Es macht Sinn, die Familienanamnese in den Vorsorgegedanken mit einzubeziehen. Wenn die Großmutter und die Mutter an Brustkrebs gelitten haben, wäre es fahrlässig, regelmäßige Vorsorgeuntersuchungen nicht in Anspruch zu nehmen.

Es macht Sinn, beim Auftreten von Beschwerden oder körperlichen Veränderungen zeitnah einen Arzt aufzusuchen.

Aber es macht keinen Sinn, vor Gesundheit strotzende 18-jährige Erwachsene, die ohnehin ihr ganzes bisheriges Leben im Rahmen von Mutter-Kind-Pass-, Kindergarten- und Schuluntersuchungen vorsorglich abgeklärt wurden, zu einer ersten Gesundenuntersuchung einzuladen.

Es macht Sinn, darauf zu vertrauen, dass die meisten Erkrankungen bei vernünftiger Lebensweise erst im späteren Verlauf des Lebens auftreten.

Bitte beachten Sie, dass nicht jeder Befund, der Werte außerhalb des Normbereiches ausweist, mit einer Erkrankung gleichzusetzen ist. Das gilt vor allem mit zunehmendem Alter. Naturgemäß steigt die Anzahl solcher Befunde mit der Anzahl der bereits gelebten Jahre. Das macht Sie aber auch im Alter noch immer nicht zu einem kranken Menschen.

WENN DIE THERAPIE SELBST ZUR KRANKHEIT WIRD

Für jedes menschliche Problem steht eine pharmakologische Lösung parat. Es gibt kein Beschwerdebild, für das es nicht eine Tablette oder Spritze gäbe. Für jede Befindlichkeitsstörung hat die Medizin eine Diagnose. Jede Abweichung von der Norm wird behandelt.

Auf der anderen Seite gibt es keine pharmakologische Substanz, die ungenutzt bleibt. Indikationserweiterungen für einmal entwickelte pharmakologisch wirksame Produkte sind Teil des Geschäftes und gewinnen laufend an Bedeutung.

Die Medizin verspricht ein beschwerdefreies Leben. Die Entwicklung ist brisant. Unzählige Therapien müssen engmaschig überwacht werden. An manchen Tagen dient die Hälfte der in meiner Ordination durchgeführten Blutabnahmen nicht zur Diagnostik, sondern zur Überprüfung von Therapien. Blutbild, Leber-, Nierenwerte, Elektrolyte und EKG sind bei vielen Medikamenten während der Behandlung regelmäßig zu kontrollieren. Denn moderne Behandlungen können Leber, Nieren, Knochenmark, den Herzrhythmus, ja ganze Leben zerstören.

Juli 2015. Ein sonniger Nachmittag.

Der 16-jährige Schüler Manfred H. lernt gerade für eine Prüfung im Fach Geschichte. Die Europäer entdecken Amerika, die Neuzeit beginnt. Nach einer Weile hebt er den Blick vom Geschichtsbuch. Er sieht das Fenster. Hell und einladend strömt das Sonnenlicht herein. Manfred verspürt das Bedürfnis, dem Licht zu folgen.

Nach Amerika.

In eine neue Zeit.

Das Bedürfnis wird unwiderstehlich.

Er steht auf, öffnet das Fenster und steigt hinaus auf das Fensterbrett.

Land in Sicht.

Er fühlt sich wie Columbus.

Mit einem kräftigen Ruck stößt er sich ab.

Manfred landet hart im Vorgarten. Leblos bleibt er liegen. Sekunden vergehen. Eine gefühlte Ewigkeit.

Aber dann bewegt sich sein Körper. Seine Beine zucken. Er erwacht. Weit und breit keine neue Welt. Nur Schmerzen. Manfred wimmert und fällt wieder in Ohnmacht.

Zum Glück werden Nachbarn auf den Jugendlichen aufmerksam. Sie setzen die Rettungskette in Gang. Ein Hubschrauber fliegt Manfred auf das Dach eines Unfallkrankenhauses.

Er überlebt mit einem komplizierten Unterschenkelbruch rechts und einem Schädelbasisbruch. Die ersten Tage nach der Notoperation verbringt Manfred auf der Intensivstation. Er liegt im künstlichen Koma. Die Ärzte sagen, dass er durchkommen wird. Er hat das Glück, seinen Sprung aus einem Fenster im ersten Stockwerk getätigt zu haben.

Später, auf der Bettenstation, befragen ihn mehrere Ärzte, warum er aus dem Fenster gesprungen ist.

Manfreds Kopf funktioniert noch nicht richtig. Bei den ersten Gesprächen gibt er an, sich an überhaupt nichts erinnern zu können. Nein, er sei weder depressiv, noch habe er je an Selbstmord gedacht. Mit seinen Eltern verstehe er sich gut. Unglücklich verliebt sei er auch nicht. Die Schule scheidet als Auslöser ebenfalls aus. Manfred ist zwar kein überragend guter Schüler, hat aber keine Schwierigkeiten.

»Ich werde Jus studieren. Dazu brauche ich die Matura. Und die werde ich auch machen.«

Die Ärzte bleiben beharrlich. Tagelang hört Manfred die bohrende Frage: »Warum bist du gesprungen?«

Er weiß es nicht. Er strengt seinen wunden Kopf an, aber sicher ist er nur, dass er in seinem Zimmer Geschichte gelernt hat.

»Aber du musst doch einen Grund gehabt haben?«

Jedes Mal beteuert er: »Ich kann es mir selbst nicht erklären.«

Ein zugezogener Psychiater nimmt sich Zeit und führt ein beruhigendes Gespräch mit dem Patienten. »Du bist kein Angeklagter. Wir wollen nur verhindern, dass dir das noch einmal passiert.«

Das leuchtet Manfred ein.

»Beschreib doch, wie waren deine Gefühle, bevor du zum Fenster gegangen bist?«

Manfred ist mitten in der Pubertät. Gefühle sind nicht angesagt. Und darüber zu reden schon gar nicht. Aber der Psychiater ist ihm sympathisch.

»Lass dir Zeit.«

Nach einer Weile fällt Manfred etwas ein: »Da war ein Licht.« Unsicher schaut er dem Arzt ins Gesicht.

Der schenkt ihm ein aufmunterndes Nicken.

Manfred sucht weiter in seiner Erinnerung. »Irgendwie habe ich das Gefühl gehabt, fliegen zu können.«

Sofort steht ein Drogenproblem ganz oben auf der Liste möglicher Ursachen. Ein junger Stationsarzt bekommt den Auftrag, die Eltern mit dieser Möglichkeit zu konfrontieren.

Denen erscheint dieser Verdacht jedoch vollkommen abwegig. Die Mutter ist sicher: »Mein Sohn hat kein Drogenproblem. Glauben Sie mir, ich kenne meinen Sohn, ich hätte das bemerkt.«

Der junge Arzt beharrt: »Sehr oft wissen Eltern nicht, dass ihre Kinder in Kontakt mit Drogen gekommen sind.«

Aber er irrt. Ein Harntest auf Drogen verläuft negativ. Auch im Blut sind keine verdächtigen Substanzen zu finden.

Alle stehen vor einem Rätsel.

Dem Psychiater gelingt schließlich die Auflösung.

Weil er zuhört.

Der Jugendliche hat Vertrauen zu ihm entwickelt. Die beiden reden zwanglos über die letzten Wochen vor dem Unfall. Manfred hat drei Tage vor seinem Bedürfnis, dem Licht zu folgen, einen Facharzt für HNO-Erkrankungen aufgesucht. Er hatte sich über Schnupfen und eine seit Monaten verstopfte Nase beklagt.

»Hat dich dein Hausarzt überwiesen?«

Manfred wird verlegen. »Nein, eigentlich hat die Mama gesagt, ich müsste endlich etwas gegen meine verstopfte

Nase tun. Ich glaube, ich bin ihr mit meinen Geräuschen beim Hochziehen und beim Atmen schon auf die Nerven gegangen.«

Der Psychiater hat keine Ahnung, was er ergründen möchte. Aber er will nichts überhören. Nichts übersehen. »Und was hat der Arzt gesagt?«

Wahrheitsgetreu erzählt Manfred: »Er hat mich als Erstes gefragt, was ich für ein Problem hätte.« Dann hält er inne.

Der Psychiater ermutigt ihn: »Und weiter?«

»Ich hab ihm gesagt, dass meine Nase schon lange nicht mehr funktioniert und dass mir bis jetzt nichts geholfen hat.« Manfred wartet wieder auf eine Reaktion.

Aber der Psychiater sitzt ruhig auf seinem Sessel neben dem Bett und schweigt.

Weil er nichts sagt, fährt Manfred fort: »Dann hat er mich gefragt, was ich schon alles probiert habe.«

Der Psychiater sitzt in sich versunken, ruhig und geduldig. Er nickt. Er möchte die ganze Geschichte hören. Wort für Wort.

»Ich habe einfach alle Sprays, die wir in der Apotheke gekauft haben, aufgezählt. Und das Antibiotikum, das mir der Wochenendnotdienst verordnet hat. Und ein abschwellendes Rheumamittel, das hab ich ihm auch erzählt.«

Manfred ist müde. Sein Kopf ist noch langsam. Das Erinnern strengt ihn an.

»Der HNO-Facharzt hat dann gesagt, dass er mir helfen kann.«

Der Psychiater macht keine Anstalten, Manfred zu unterbrechen.

Manfred wartet. Dann kommt noch eine Erinnerung. »Ich glaube, er hat gesagt, dass ich am ersten und am zweiten Tag drei Stück von den Tabletten nehmen soll, und dann ...« Manfred macht eine Pause. »Ich kann mich nicht mehr genau erinnern.«

Nach der Einnahme des durch den Arzt verordneten Medikaments bekommt Manfred zwar genug Luft durch die Nase. Aber zwei Tage später glaubt er, fliegen zu können. Der Psychiater lässt sich von Manfreds Mutter eine genaue Liste aller in Frage kommenden Medikamente zusammenstellen.

Im Beipacktext des verwendeten Kortisonpräparates heißt es in der Rubrik möglicher Nebenwirkungen: »Depressionen, Gereiztheit, gesteigertes Glücksgefühl, Appetit- und Antriebssteigerung, Schlaflosigkeit, Psychose, Labilität, Angst, Manie, Lebensmüdigkeit.«

Der HNO-Arzt, der das Medikament verschrieben hat, kennt die möglichen Nebenwirkungen. Er weiß auch, dass Kortison dosisabhängig zu akuten Psychosen führen kann, hat es aber noch nie erlebt. Die unerwünschte und bisweilen tödliche Nebenwirkung ist sehr selten.

Aber Murphys Gesetz ist unerbittlich. Wenn etwas schiefgehen kann, geht es auch irgendwann schief.

Hintergründe:

Ein Behandlungsfehler?

Nicht wirklich, denn der junge Mann hatte dem HNO-Arzt gesagt, dass alle bisher verwendeten Nasensprays, Tabletten und Antibiotika keinen Erfolg gebracht hätten.

Ein zugezogener Spezialist steht immer unter Druck. Er muss die Therapien seiner behandelnden ärztlichen Vorgänger toppen. Besser sein. Noch etwas ganz Besonderes zu bieten haben. Das erwarten die Patienten von ihm.

Der Facharzt hat die Anamnese gewissenhaft erhoben. Was haben Sie schon eingenommen? Wie lange haben Sie die Sprays verwendet? Waren Sie schon bei einem anderen Arzt? Wie haben die verordneten Medikamente geheißen? Auf welches Medikament hin hat sich der Schnupfen verbessert?

Die Medikamentenanamnese führt zu einer klaren Diagnose. Die lautet: Missbrauch von abschwellenden Nasentropfen.

Die leichtfertige Anwendung von abschwellenden Nasentropfen und -sprays ist eine weit verbreitete Sucht geworden. Sie ist legal. Es ist geradezu cool, sich in der Öffentlichkeit die ephedrinhaltige Flüssigkeit in die Nase zu spritzen. Ein kurzer Kick, mehr Luft und ein kleiner Adrenalinstoß.

Eine Sucht unserer Zeit. Niemand muss leiden. Den leisesten Schnupfen behandeln wir sofort mit abschwellenden Substanzen. Der Erfolg ist gut, aber die Nasenschleimhaut gewöhnt sich schnell und will mehr. Eben Sucht.

Nachdem Hausarzt und HNO-Ambulanz bereits alle gängigen Nasentropfen und Antibiotika erfolglos zur Anwendung gebracht haben, kommt dem Fachmann die Idee, dass die Beschwerden des jungen Mannes die Folge von zu viel Nasensprays sein könnten. Der auf den ersten Blick paradoxe Therapieversuch mit dem Kortisonpräparat hat eine Berechtigung und hätte theoretisch erfolgreich sein können.

Im Laufe meiner ärztlichen Tätigkeit sind mir immer wieder psychische Veränderungen im Rahmen von Steroidtherapien untergekommen. Nicht jede dieser Behandlungen wäre im Rückblick wirklich notwendig gewesen. Aber wir arbeiten nicht im Rückblick.

Nach drei Operationen und vier Monaten im Spital wird Manfred wieder nach Hause entlassen. Mit Ausnahme von zeitweiligen Kopfschmerzen bleiben keine Schäden zurück.

Nur die verstopfte Nase bleibt.

Nach einiger Zeit geht er deswegen wieder zum Arzt. Der zieht die Eltern zu einem ausführlichen Anamnesegespräch hinzu. Dabei stellt sich heraus, dass die Anamnese des HNO-Facharztes unvollständig war. Die Mutter gibt an, dass Manfred seit dem Kindesalter insbesondere im Frühjahr häufig verschnupft war. Daraufhin schickt der Arzt Manfred zum Allergietest.

Das Ergebnis zeigt ein starkes Ansprechen auf Gräser, Birken und Erlenpollen. Manfred unterzieht sich einer Desensibilisierungstherapie. Die Behandlung spricht gut an. Nach 18 Monaten ist der Heuschnupfen so gut wie verschwunden.

Die Behandlung mit Kortison wäre gar nicht notwendig gewesen.

Aus welchen Gründen auch immer: Keiner der erstbehandelnden Ärzte hat an eine Allergie gedacht. Vielleicht hat Manfred seine Symptome nicht genau genug geschildert, vielleicht hatten die konsultierten Ärzte nicht genug Zeit, zuzuhören. Zeit ist Mangelware im modernen Medizinbetrieb. Statistisch gesehen hört ein Kassenarzt einem Patienten 18 Sekunden lang zu, bevor er ihn das erste Mal unterbricht. Dabei können ärztliche Zwischenfragen durchaus sinnvoll sein. Oft aber stören sie den Gedankengang des Patienten und machen ihm ein schlechtes Gewissen. Denn die Zeit des Arztes ist wertvoll.

Das Wort des Patienten ist jedoch nicht weniger wertvoll. Noch ein Beispiel: Ciscutan®

Im Beipacktext heißt es: »Ciscutan dient zur Behandlung schwerer Formen von Akne (wie Akne nodularis oder Akne conglobata oder Akne mit dem Risiko einer dauerhaften Narbenbildung) bei Erwachsenen und Jugendlichen ab zwölf Jahren, die nicht auf andere Aknemittel, wie zum Beispiel Antibiotika, ansprechen.«

Montagmorgen, 7.00 bis 7.30 Uhr, Blutabnahmen.

Gedränge im Wartezimmer. Jeder will der Erste sein. Jeder glaubt, er sei der bedürftigste Patient. Weil er oder sie noch nüchtern, hungernd und noch ohne Kaffee ist.

Eine 14-jährige Schülerin versucht im Gedränge vor meiner Tür, auf sich aufmerksam zu machen. »Ich muss in die Schule.«

Die Pensionisten haben wenig Verständnis. Sie müssen frühstücken, Tabletten schlucken, einkaufen, die neuesten

Gerüchte besprechen und um elf Uhr mit dem Mittagessen fertig sein.

Schüler sind die Zukunft. Ich beschließe, die Schülerin vorzulassen.

Das ist gar nicht so einfach. Ich gehe drei Schritte hinaus ins Wartezimmer. Ohne das Mädchen zu berühren, halte ich meine rechte Hand über ihre Schultern. Ich drehe mich um und weise mit der linken Hand den Weg in Richtung Ordinationsraum. Sie versteht meine Geste und geht voraus. Kaum habe auch ich mich umgedreht, höre ich hinter mir das Murren von einem Dutzend unzufriedener Menschen. Während ich die Türe hinter uns zuziehe, schaue ich durch den kleiner werdenden Spalt zwangsläufig noch einmal in Richtung Warteraum. Das Murren verstummt augenblicklich. Dafür treffen mich etliche unfreundliche Blicke.

Ich schließe die Tür. Wir sind in Sicherheit.

Ohne ein Wort zu verlieren, lächeln wir uns an. Ich nehme an, wir denken das Gleiche.

»Warum kommst du zur Blutabnahme?«

»Die Hautärztin schickt mich.« Ohne weitere Erklärung zieht das Mädchen ein Überweisungsformular aus ihrer Schulmappe.

Ich lese: »Bitte um Kontrolle von Blutbild, Blutfetten, Nieren und LFP (Leberfunktionsproben), mit kollegialem Gruß.« Auch der Grund für die geforderte Untersuchung ist unter der Rubrik Diagnosen angegeben: »Ciscutantherapie« .

Ich schaue dem Mädchen ins Gesicht. Ich sehe nicht mehr als zwei kleine Aknepusteln links neben der Nase. Ansonsten ist die Haut makellos, zartrosa, wie aus der Werbung für eine Hautcreme. Ich denke mir: Die Ciscutantherapie war offenbar erfolgreich. Von einer schweren Akne ist wirklich nichts mehr zu sehen. »Seit wann nimmst du Ciscutan?«, frage ich sie.

Statt eine Antwort zu geben, schaut das Mädchen ängstlich auf die Gerätschaften für die Blutabnahme, die ich bereit mache: Stauschlauch, Alkoholtupfer, Proberöhrchen, Pflaster und Nadel.

Jungen Patienten wird bei der Blutabnahme oft schlecht. Das Unbehagen der jungen Dame ist an ihren Blicken ablesbar. Reflexartig sage ich: »Bitte leg dich auf die Liege.«

Sie schaut mich ungläubig an.

Ich erkläre mit einem Augenzwinkern: »Wer liegt, kann nicht mehr umfallen.« Ich habe keine Zeit zu verlieren. Oder besser gesagt: Ich habe keine Zeit, weil mir die Patienten keine Zeit lassen, weil sie in hoher Zahl kommen. Weil sie wegen jeder Befindlichkeitsstörung kommen. So, wie es ihnen gesagt wird: »Vorsorgen Sie sich!« 14 angemeldete Blutabnahmen sind es an diesem Montagmorgen. Das bedeutet Druck. Jeder dritte Patient hat schlechte Venen. Jeder erwartet sich, dass der erste Punktionsversuch sitzt. Ich auch.

Während sie sich niederlegt, spricht sie aus, was ihr Blick sagt: »Herr Doktor, ich habe Angst.«

Auch mein nächster Satz ist ein Reflex: »Du musst keine Angst haben.«

Die Angst in ihren Augen bleibt.

Da wird mir bewusst, dass hier etwas nicht stimmt. Ich bin seit Ewigkeiten der Hausarzt der Familie. Ich kenne das Mädchen seit seiner Geburt. Wieso habe ich von dieser Therapie nichts gewusst? Ich hätte doch schon längst die vorgesehenen Blutabnahmen zur Überwachung der Ciscutantherapie durchführen müssen. Die annähernd makellose Gesichtshaut des Mädchens lässt mich vermuten, dass die Therapie seit mindestens sechs Monaten etabliert ist. Da wären doch einige Blutabnahmen zur Kontrolle der Therapie notwendig gewesen. Bin ich überhaupt noch ihr Hausarzt? Gibt es irgendeinen Grund, warum die Familie meine Ordination verlassen haben könnte? Oder warum kommt das Mädchen erst jetzt zu mir? Gibt es außer schweren Formen von Akne noch andere Indikationen für Ciscutan, von denen ich nichts weiß? Ohnehin begleiten Selbstzweifel mein ärztliches Leben.

Ich bin harmoniebedürftig, auch in meinem Beruf. Ich möchte, dass der ärztliche Blick, das Gefühl, erhobene Befunde, die Beschwerden des Patienten und das, was ich tue, zusammenpassen. Bei der jungen Schülerin passt nichts zusammen.

Trotz des Zeitdrucks halte ich inne. Ich befürchte zwar, dass das Gespräch mehr Zeit kosten wird als eine unkomplizierte Blutabnahme. Aber dieser Sache muss ich auf den Grund gehen. Also wiederhole ich meine Frage: »Seit wann nimmst du Ciscutan?«

Diesmal bekomme ich trotz ihres ängstlichen Blicks auf die Nadel in meiner Hand eine Antwort: »Noch gar nicht, ich fange erst an, wenn die Hautärztin den Laborbefund gesehen hat.«

Ich denke mir, die junge Patientin könnte meine Tochter sein. Nie im Leben würde ich meine Tochter wegen zwei Aknepusteln im Gesicht den Risiken einer Behandlung mit Vitamin-A-Säure aussetzen. Aber vielleicht hat die Hautärztin etwas gesehen, was ich nicht gesehen habe: »Hast Du einen starken Aknebefall am Rücken oder sonstwo?«

»Nein, eigentlich nicht.«

»Und warum willst du dieses Medikament nehmen?«

Ich traue meinen Ohren nicht, als ich die Antwort vernehme. »Ich will es ja gar nicht nehmen, aber die Ärztin hat gesagt, wenn ich meine Pickel loswerden will, muss ich es nehmen.«

Ich überspringe etliche Gedanken und frage: »Hast du es schon mit einer Salbe gegen unreine Haut probiert?«

»Nein, die Ärztin hat gesagt, dass ich so ein hübsches Mädchen bin und einmal eine schöne Haut haben soll.« Sie macht eine Pause. Dann ergänzt sie: »Meine Mama hat ursprünglich gesagt, dass ich wahrscheinlich eine Salbe kriegen werde.«

Statt weniger werden die Gedanken in meinem Kopf immer mehr und mehr. Zugleich bemerke ich, dass das Mädchen Hoffnung schöpft, dass ihr der Stich in die Vene erspart bleiben könnte. Zur Sicherheit frage ich: »Als du bei der Hautärztin warst, hast du da auch nur die zwei kleinen Pickel im Gesicht gehabt oder waren es mehr?«

»Nein, ich hab nur die zwei Pickel.«

Ich seufze innerlich und denke nur: »Typisch! Typisch für die moderne Medizin. Mit Kanonen auf Spatzen schießen.«

Die junge Patientin auf der Untersuchungsliege räuspert sich: »Und die Pickel habe ich erst, seit ich die Pille nehme.«

Mein Zeitdruck wird nicht weniger. Aber jetzt bin ich Feuer und Flamme. Ich stehe knapp vor der Auflösung eines medizinischen Kriminalfalles. Zumindest komme ich mir so vor. Normalerweise wird in diesem Alter die Pille verschrieben, um einer unreinen Pubertätshaut vorzubeugen. Manche Präparate können allerdings die Aknebildung begünstigen.

Am liebsten möchte ich sagen: »Du kannst aufstehen, wir werden keine Blutabnahme durchführen.« Aber noch sind wir nicht so weit.

Stattdessen frage ich: »Hast du einen Freund?«

Das Mädchen errötet.

Vielleicht war ich zu direkt. Ich hätte feinfühliger vorgehen sollen.

Nach kurzem Zögern antwortet sie. »Ich habe einen Freund gehabt, aber es ist schon vorbei.« Sie schaut mich an. »Aber Sie kennen ja die Mama. Die hat mich gleich zum Gynäkologen mitgenommen.«

»Also brauchst du die Pille nicht mehr?«

»Ich habe sowieso nichts mit ihm gehabt. Aber die Mama wollte, dass ich zur Sicherheit auf jeden Fall die Pille nehme.«

Auch das habe ich schon öfter gehört.

»Du kannst aufstehen, wir werden keine Blutabnahme durchführen.«

Das Mädchen atmet erleichtert auf.

»Für diese leichte Akne brauchst du kein Ciscutan. Ich glaube, du wirst mit einem lokal wirksamen Antibiotikum, einer speziellen Salbe und ein paar Tipps, die ich dir noch geben werde, gut zurechtkommen.«

Das Mädchen schaut mich fragend an. Sie wartet auf eine Erklärung.

»Ciscutan hat oft starke Nebenwirkungen. Wegen deiner zwei Pickel geben wir dir dieses Medikament noch nicht.«

Unabsichtlich habe ich den Pluralis Majestatis verwendet. Damit hat die Aussage noch mehr Autorität. Die habe ich allerdings ohnehin. Denn schließlich bin ich zeit ihres Lebens ihr Hausarzt. In dieser Funktion gebe ich ihr noch folgende Tipps: »Lass die Pusteln einfach in Ruhe. Drück nicht herum, denn dadurch wird alles nur schlimmer. Trink viel und verwende nicht zu viel Seife, wenn du dich wäschst. Achte darauf, dass du dich bei Salz und Zucker zurückhältst. Das könnte zusammen mit den Salben auch helfen.«

Ciscutan® ist ein Vitamin-A-Säure-Präparat. Bei schweren Formen der Akne lassen sich mit Vitamin-A-Säure-Präparaten ausgezeichnete Erfolge erzielen. Es ist mir an dieser Stelle ein Anliegen, die oft gescholtene Pharmaindustrie in Schutz zu nehmen. Im Beipacktext wird keine Nebenwirkung verheimlicht. Der Umgang mit Wirkung und Nebenwirkungen ist offen und transparent. Die Pharmaindustrie stellt das Medikament zur Verfügung. Wir Ärzte bringen es zur Anwendung.

Offen und transparent ist: Ciscutan® ist nicht ungefährlich.

Vor allem im Falle einer Schwangerschaft, die während der Behandlung eintritt. Mit hoher Wahrscheinlichkeit führt das Medikament zu schweren Schäden an der Frucht. Das bedeutet, dass der Eintritt einer Schwangerschaft während und bis zu einem Monat nach der Behandlung auf jeden Fall zu verhindern ist. So lange bleiben Spuren des Medikaments im Körper.

Im Beipacktext heißt es: »Sie müssen auch dann Schwangerschaftsverhütungsmaßnahmen anwenden, wenn Sie keine Periode haben oder wenn Sie sexuell nicht aktiv sind (es sei denn, Ihr Arzt entscheidet, dass dies nicht notwendig ist).«

Die Verfasser des Beipacktextes berücksichtigen also offenbar auch potenzielle Schwangerschaften, die durch Insemination oder In-vitro-Fertilisation entstehen. Allerdings würden normale Menschen in einem solchen Fall keine Verhütung vornehmen. Oder? Und eine künstliche Befruchtung unter schwangerschaftsverhütender Medikation macht auch keinen Sinn. Was genau ich da als Arzt entscheiden soll, ist mir unklar. Auf jeden Fall gilt: Eine Schwangerschaft ist strikt zu vermeiden.

Männer, so heißt es weiter, sollten das Medikament auch nicht mit anderen Personen teilen, insbesondere nicht mit Frauen.

Ciscutan® kann außerdem zur Störung der Leberfunktion führen und die Blutfette erhöhen. Unter der Therapie mit Ciscutan® kann es zur Austrocknung der Haut kommen.

Wie bestimmte Kortisonpräparate kann auch die Einnahme von Ciscutan® zu schweren psychischen Erkrankungen führen. Aggressive Verhaltensstörungen sind genauso möglich wie schwere Depressionen bis hin zum Selbstmord. Der Beipacktext warnt eindringlich: »Es kann sein, dass Sie einige Veränderungen in Ihrer Stimmung und in Ihrem Verhalten nicht wahrnehmen; deshalb ist es sehr wichtig, dass Sie Ihren Freunden und Ihrer Familie erzählen, dass Sie dieses Arzneimittel einnehmen. Diese könnten solche Veränderungen bemerken und Ihnen helfen, etwaige Probleme, die Sie mit Ihrem Arzt besprechen müssen, schnell zu erkennen.«

Spätestens nach der Lektüre dieses Satzes sollte jeder mit Vernunft begabte Mensch die Einnahme dieses Medikaments überdenken. Aber es bleibt letztlich die Entscheidung des Patienten, ob bleibende Veränderungen der Haut nach einer Pubertätsakne gravierender sind als ein womöglich erfolgreicher Selbstmordversuch.

Unsere Gesellschaft lechzt nach Schönheit und Wohlbefinden. Aus der Sicht der Medizinindustrie sollen und können Tabletten und operative Eingriffe dieses Bedürfnis stets befriedigen.

Letztendlich verschreiben wir Ärzte die meisten Medikamente. Auch wenn die Zahl der OTC-Präparate (over the counter – frei in der Apotheke erhältlich) immer größer wird.

An Wechsel- und Nebenwirkungen von Medikamenten versterben Jahr für Jahr unerkannt mehr Patienten, als Menschen im Straßenverkehr zu Tode kommen. Der Unterschied ist, dass die einen gezählt und die anderen nicht gezählt werden. Was die Medizin und die zuständigen Behörden nicht zählen und was die Medien nicht darstellen, ist in der öffentlichen Wahrnehmung nicht existent.

Viele Medikamente erfordern ein engmaschiges Monitoring. EKG und Sonografiekontrollen, Blutabnahmen zur Kontrolle von Blutbild, Nieren- und Leberwerten dienen nicht nur zur Sicherheit. Sie werden auch zur Grundlage neuer Diagnosen. So werden Therapie und Diagnose zu einem Perpetuum mobile.

Wenn ein hoher Prozentsatz der Kapazitäten des Gesundheitssystems mit der Überwachung von Therapien ausgelastet ist, bleibt wenig Zeit für neue Patienten. Eine zukunftsorientierte Gesundheitspolitik sollte Maß halten. Sowohl in finanzieller Hinsicht als auch mit Heilsversprechungen. Es wird der Medizin nicht gelingen, das Leben auf Erden in einen permanent paradiesischen Zustand zu verwandeln. Die Qualität unserer Medizin könnte durch eine Reduktion ihres medikamentösen Anteils zugunsten des Gesprächs erheblich gewinnen.

Auch im besten Gesundheitssystem der Welt bleibt die Sterblichkeitsrate des Menschen hundert Prozent. Nicht jede Befindlichkeitsstörung muss mit hochpotenten Medikamenten behandelt werden. Nicht jeder Mensch muss einem ohnehin nicht existenten Normmenschen gleichen. Nicht jeder Schmerz im Knie, der beim Tennis oder Fußballspiel auftritt, muss sofort mit einem MRT-Befund und einer Arthroskopie (operative Gelenksspiegelung) beantwortet werden. Oft genügt es, die Trainingsfrequenz zurückzufahren. Eine zukunftsorientierte Gesundheitspolitik sollte den Menschen wieder ein gesundes Maß an Eigenverantwortung, Selbstständigkeit und Selbstvertrauen zurückgeben. Die meisten Knieschmerzen verschwinden auch ohne Arthroskopie. Ein junger Mensch mit zwei Aknepusteln im Gesicht ist trotzdem liebenswert und gesundheitlich unauffällig.

Friedrich Nietzsche beschreibt seinen Begriff von Gesundheit sinngemäß folgendermaßen: »Gesundheit ist jenes Maß an Krankheit, das es mir noch ermöglicht, meinen täglichen Beschäftigungen nachzugehen.« Diese pragmatische Sicht auf das Verhältnis von Krankheit und Gesundheit könnte heilsam für unsere moderne Medizin und unsere Gesellschaft sein. Wir müssten nicht mehr so viele Diagnosen stellen, Therapien und Therapiekontrollen durchführen und hätten obendrein weniger Nebenwirkungen in Kauf zu nehmen.

ACHTUNG!

Spätestens nach der Lektüre dieser beiden Fallbeispiele sollten Sie keine Medikamente mehr einnehmen, ohne den Beipacktext gelesen zu haben. Das kann im Extremfall Ihr Leben retten. Wenn Sie auf eindringliche Warnungen vor schweren Nebenwirkungen stoßen, reden Sie ein ernstes Wort mit Ihrem Arzt oder Apotheker.

Auf der anderen Seite sollten Sie Beipacktexte nicht lesen, wenn sie ein Medikament wirklich einnehmen wollen. Die Lektüre könnte Sie dermaßen verunsichern, dass Sie das notwendige Medikament nicht einnehmen wollen. Achten

Sie also auf eine gute Arzt-Patient-Beziehung und artikulieren Sie Ihre Bedenken.

Die Wahl einer angemessenen Therapie basiert auf ausreichender Information. Es ist die Aufgabe des Arztes, den Patienten zu befragen, ihm zuzuhören und ihn zu untersuchen. Die ärztliche Verhörtechnik heißt Anamnese. Untersuchung und Anamnese sind wesentliche Bestandteile der Heilkunst. Wenn die Anamnese unvollständig oder die Untersuchung mangelhaft ist, passieren Fehler bei der Medikation, die wiederum gravierende Folgen für Ihre Gesundheit haben können.

Aus eigener Erfahrung weiß ich, wie schwierig es oft ist, die Wünsche und das Mitteilungsbedürfnis der Patienten in der zur Verfügung stehenden Zeit unterzubringen. Aber mit gegenseitigem Respekt und Vertrauen sollte ein gutes Gespräch auch in angemessen kurzer Zeit gelingen. Das ist wichtig. Seien Sie möglichst präzise. Möglicherweise ist es hilfreich, wenn Sie sich die wichtigsten Gedanken vorher notieren. Aber bitte machen Sie keine Einkaufsliste daraus. Schildern Sie Ihre Beschwerden ausführlich. Oft sind für uns Ärzte auch Details wichtig, die Ihnen wenig bedeutend erscheinen mögen. Wenn Sie den Eindruck haben, dass Ihr Arzt zu wenig Zeit für Sie hat, bitten Sie ihn höflich, Ihnen weiter zuzuhören.

Wir Ärzte stehen unter Druck. Nicht nur unter Zeitdruck. Sondern auch unter Leistungsdruck.

Sie entlasten den Medizinbetrieb, indem Sie bei kleineren Wehwehchen zunächst mit dem Arztbesuch zuwarten. Kleineres Ungemach vergeht möglicherweise von selbst. Nicht jeder Gelenksschmerz nach der Gartenarbeit deutet gleich auf eine rheumatologische Erkrankung hin. Jedenfalls sollten Sie davon Abstand nehmen, wegen jeder Kleinigkeit sofort zum Arzt zu gehen. Damit ersparen Sie sich wahrscheinlich die eine oder andere Tablette und die entsprechenden Nebenwirkungen.

Auch bei der Reduktion des therapeutischen Leistungsdrucks können Sie helfen. Denn Leistungsdruck führt dazu, dass Ärzte schnell zu hochpotenten Medikamenten greifen. Sonst wird es der nächste Kollege tun. Dass hochpotente Medikamente zwangsläufig gefährlichere Nebenwirkungen haben, blenden Ärzte und Patienten gleichermaßen aus.

Wenn Sie Ihrem Arzt vertrauen, bitten Sie ihn nicht schon im zweiten Satz um ein Antibiotikum, eine Behandlung mit Kortison oder sonst irgendwas. Das erzeugt Druck. Die Patient-Arzt-Beziehung ist sensibel. Sie verträgt keinen Druck. Ich glaube fest daran, dass zunächst immer das gelindere Mittel angewandt werden sollte. Für die meisten Befindlichkeitsstörungen gilt, dass die Heilmittel Zeit und Wort am wenigsten Nebenwirkungen haben. Nur wenn sich Ihr Zustand während eines kontrollierten Zuwartens über ein vorab vereinbartes Maß hinaus verschlechtert, sollten Sie Ihren Arzt umgehend fragen, ob es nicht alternative Untersuchungen und Behandlungen gibt.

Patienten werden häufig Opfer falscher Versprechungen. Werbung und Mundpropaganda sollten Sie mit Vorsicht genießen. Das für Ärzte seit vielen Jahrzehnten verankerte Verbot, Werbung für sich zu betreiben, ist längst aufgeweicht. Unter diesem Aspekt sollten Sie den Inhalt einschlägiger Anzeigen hinterfragen. Bei der Darstellung von neuen medizinischen Behandlungen unterlassen die Werbenden prinzipiell die Erwähnung von möglichen Nebenwirkungen. Lassen Sie sich nicht blenden. Fettabsaugungen machen zum Beispiel nicht nur schlank. Sie können auch zu Embolien, Infektionen, Nervenverletzungen und Narbenbildung führen.

Je besser beide Seiten es schaffen, den Druck aus der Arzt-Patient-Beziehung zu nehmen, desto eher lassen sich Nebenwirkungen durch komplexe Medikationen und überzogene Therapien vermeiden.

IST DIE SCHWANGERSCHAFT EINE KRANKHEIT?

Aus der Perspektive der Natur war eine Schwangerschaft jahrtausendelang ein kunstvoll verpacktes Überraschungsgeschenk.

Wer zu früh und zu oft in das Päckchen hineinschaut, läuft Gefahr, die Freude auf das Entpacken zu verlieren. Wer Embryo und Fötus zu oft untersucht, läuft Gefahr, Angst und Zweifel zu schüren. Zu keinem Zeitpunkt des Lebens können unnötige Untersuchungen in Summe so viel Schaden anrichten wie in der Schwangerschaft.

Frau Opl sitzt bei ihrer Gynäkologin.

Die Einrichtung der Ordination ist in kühlem Weiß gehalten.

Sie weint und sagt: »Ich habe solche Angst.«

Vorsichtig legt die Frauenärztin ihre warme Hand auf den Unterarm der Patientin. »Frau Opl, Sie haben schon ein gesundes Kind.« Die Ärztin hofft, dass ihre Worte beruhigend wirken.

Frau Opl weint weiter.

Die Ärztin versucht es noch einmal: »Sie haben mehrere erfolgreiche Embryonentransfers hinter sich. Sie wissen, dass Sie schwanger werden können und Ihr Körper ein gesundes Kind zur Welt zu bringen kann, oder?«

Sie bekommt keine Antwort.

Frau Opl zittert. Aus ihrem Weinen wird ein heftiges Schluchzen. »Noch einmal halte ich das nicht aus.«

Die Ärztin streichelt den Unterarm behutsam.

Die warme Hand der Ärztin scheint Frau Opl ein wenig zu beruhigen. »Jetzt ist es schon drei Mal passiert«, bringt die verzweifelte Patientin heraus. »Ich glaube, meine Kinder sind einfach nicht gesund.«

Ganz ruhig sagt die Ärztin: »Ihr Sohn ist erstens gesund, und es gibt zweitens überhaupt keinen Grund, Sorgen bezüglich Ihrer jetzigen Schwangerschaft zu haben.«

»Sie haben mir beim letzten Mal gesagt, dass bei einem Abortus die Frucht krankhaft angelegt ist und später nicht überleben könnte. Das könnte ja wieder sein, oder?«

Die Ärztin sagt: »Frau Opl, wir haben gerade einen Ultraschall gemacht, und Sie haben das kleine Herz ja schlagen gesehen.«

»Aber was ist, wenn das kleine Herz wieder nicht lebensfähig ist?«

In der Stimme von Frau Opl liegt ein Hauch von Vorwurf: »Ich lasse mir ja einreden, dass man einmal einen Abortus haben kann, aber gleich drei hintereinander, das muss doch auch Ihnen komisch vorkommen, oder?«

Die Gynäkologin versucht, Ruhe zu bewahren. »Sie haben einfach drei Mal Pech gehabt.«

Im selben Augenblick möchte sich die Ärztin auf die Zunge beißen. Sie denkt an die Summen, die Frau Opl für die Behandlungen bezahlt hat. Das war zu direkt und nicht souverän.

Die Tränen laufen Frau Opl über beide Wangen. Ihre Stimme klingt aufgebracht: »Und was macht Sie so sicher, dass diese Schwangerschaft in Ordnung ist und ich nicht ein viertes Mal Pech habe?« Hemmungslos heult sie weiter: »Es kann ja nicht immer nur Pech sein. Da muss es doch einen Grund dafür geben.«

Die Ärztin denkt sich: »Jetzt reiß dich zusammen. Immerhin bist du schon 43 Jahre alt. Ich kann schließlich auch nichts dafür, dass das Schwangerwerden in deinem Alter so schwer ist und dir vor lauter Angst die Kinder ständig abgehen.« Sie sagt: »Frau Opl, es stimmt, dass Sie drei Mal einen Abortus gehabt haben. Aber bei diesen drei Malen haben wir schon früh gesehen, dass die Kinder nicht lebensfähig gewesen wären. Diesmal schaut alles gut aus. Ich glaube nicht, dass wir jetzt schon wieder Angst haben müssen. Außerdem ist Angst nicht gerade förderlich für eine gesunde Schwangerschaft.«

Frau Opl spürt, dass sie zu weit gegangen ist. Ihr Schluchzen ebbt ab. Sie atmet tief durch und sagt in sachlichem Tonfall: »Entschuldigung, Frau Doktor, ich weiß, Sie können auch nichts dafür. Aber wir möchten unbedingt noch ein Kind.«

Die Ärztin denkt sich: »Außerdem ist es nicht gut, wenn ihr schon bei den ersten Zentimetern ständig an ein fertiges Kind denkt.« Sie weiß, dass Frau Opl bereits ein Foto vom Embryo im Familienalbum, einen Namen parat und ein Kinderzimmer fertig eingerichtet hat. Aber sie weiß auch, dass Frau Opl ihrem Sohn eine gute Mutter ist.

Um ihre ängstliche Patientin zu beruhigen, versucht die Gynäkologin Ruhe auszustrahlen. Mit professioneller Gelassenheit sagt sie: »Frau Opl, jetzt lassen wir das Kind einfach einmal in Frieden wachsen. Zurzeit braucht es nur Ruhe und Ihre Liebe. Und die hat es ja ganz sicher. Bei unserem nächsten Termin führen wir dann, wie wir es schon früher besprochen haben, die Nackenfaltenmessung durch. Bis dahin können wir medizinisch ohnehin nichts machen.«

Das scheint der verängstigten Patientin einzuleuchten. »Und bis dahin müssen wir warten?«, fragt sie, noch nicht vollkommen überzeugt.

Die Ärztin nickt entschieden.

Die beruhigende Wirkung ihrer Sicherheit auf ihre Patientin ist augenscheinlich.

Ein Lächeln huscht über das Gesicht der Frauenärztin. Es ärgert sie jedes Mal, wenn sie die Fassung verliert. Sie sagt: »Gut. Sie nehmen bitte einfach weiterhin die Vitamintabletten regelmäßig ein.«

Die beiden Frauen verabschieden sich mit einem kräftigen Händedruck. Sie schauen einander freundlich an. Beide wissen, dass sie ihrem Gegenüber unrecht getan haben.

Die Ärztin schaut Frau Opl in die Augen. »Dann sehen wir uns am 11. März zur Nackenfaltenmessung. Und bis dahin keine Angst, versprochen?«

Frau Opl zwinkert ihrer Ärztin zu, dreht sich um und geht. Für den Augenblick ist ihre Angst verflogen. Später, viel später einmal, wird Frau Opl sagen: »Bis zum Tag der Nackenfaltenmessung habe ich meine letzte Schwangerschaft genossen.«

Dann kommt der 11. März.

Während sich Frau Opl auf die Untersuchungsliege legt, sagt die Gynäkologin ganz nebenbei: »Wir machen die Untersuchung, weil Sie und Ihr Mann nur ein gesundes Kind wollen, ist das richtig?«

Frau Opl ist über die Frage verwundert. Unsicher sagt sie: »Ja.«

Die Ärztin streift Gummihandschuhe über ihre Hände und nimmt die Tube mit dem Kontaktgel in die Hand.

Frau Opl denkt immer noch über den letzten Satz der Ärztin nach. Sie ist verunsichert: »Warum fragen Sie? Wir wollen nur, dass das Baby gesund ist.«

Die Ärztin setzt sich auf den Hocker neben der Untersuchungsliege. Sie spürt die Nervosität ihrer Patientin. Zum einen berührt sie das Schicksal von Frau Opl, zum anderen hat sie das Gefühl, dass sie etwas gutzumachen hätte. Nicht fachlich, sondern menschlich. Vielleicht hat sie sich nicht genug Zeit genommen oder hat zu wenig Geduld gehabt. Die vielen Untersuchungen während der Schwangerschaft sind ihr schon lange ein Dorn im Auge. Sie machen zu viel Stress und Angst. Aber aus Erfahrung weiß sie, dass Patientinnen nach einer unauffälligen Nackenfaltenmessung ihre Ordination beruhigt verlassen. Sie ist unsicher, was in diesem Fall wichtiger ist, und sagt: »Eigentlich macht diese Untersuchung nur dann einen Sinn, wenn die Eltern bereit sind, zum Beispiel im Fall einer Trisomie die Schwangerschaft zu beenden. Haben Sie sich das schon überlegt?«

Frau Opl hat sich das noch nicht überlegt. Sie will nur ein gesundes Kind. »Ich habe mir gedacht, dass das einfach eine

Routineuntersuchung zur Sicherheit für mich und das Baby ist.«

»Ja, das stimmt auch, aber haben Sie schon einmal darüber nachgedacht, was Sie machen würden, wenn Ihr Kind behindert wäre?«

Frau Opl denkt nach. Die Gedanken der Ärztin verunsichern sie.

»Irgendwie haben Sie recht, so richtig durchgedacht habe ich das noch nie ... trotz der drei verlorenen Kinder.«

Die Frauen schauen einander ins Gesicht.

Frau Opl sagt: »Wahrscheinlich gehen wir immer davon aus, dass alles in Ordnung ist und uns eine solche Entscheidung erspart bleibt.«

Die Gynäkologin nickt. »Ja, wahrscheinlich.« Sie wartet ein wenig zu.

Weil von Frau Opl keine Reaktion mehr kommt, nimmt sie den Schallkopf in die Hand.

Frau Opl weiß, dass die Untersuchung nicht lange dauern wird. Sie schließt die Augen. Wie immer. Das entspannt sie. Das Auf und Ab des Schallkopfes auf der Bauchdecke wirkt beruhigend. Frau Opl wartet auf die erlösenden Worte: »Frau Opl, es ist alles in Ordnung.« Oder: »Frau Opl, Sie können aufstehen und sich anziehen, dem Baby geht es ausgezeichnet.« Oder so ähnlich.

Die Worte kommen nicht.

Immer noch hantiert die Gynäkologin mit dem Kopf des Ultraschallgerätes. Frau Opl öffnet widerwillig die Augen und fragt: »Frau Doktor, ist alles in Ordnung?«

Die Ärztin wirkt konzentriert.

»Geben Sie mir bitte noch eine Sekunde.«

Die Gynäkologin spürt, wie sich ihre Patientin anspannt. Sie weiß, dass es Zeit ist, die Untersuchung zu beenden. Betont vorsichtig nimmt sie den Schallkopf von der Bauchdecke, wischt die Reste des Kontaktgels ab und steckt ihn in die Halterung am Ultraschallgerät zurück. Sie schweigt, sucht nach den richtigen Worten.

Der erwartungsvolle Gesichtsausdruck von Frau Opl lässt ihr keine Zeit.

»Es muss noch gar nichts bedeuten, aber die Flüssigkeitsansammlung am Nacken ist mehr als zwei Millimeter breit.«

Im Raum ist nur mehr das leise Summen der Computerlüftung zu hören.

Für Frau Opl bricht eine Welt zusammen. Gedanken schießen kreuz und quer durch ihren Kopf. Nach drei verlorenen Kindern jetzt ein mongoloides? Oder wieder ein Abort? Nein, das eine hat ja mit dem anderen nichts zu tun, oder doch? Hat sie die Ärztin überhaupt richtig verstanden? Was bedeutet das eigentlich, wenn die Falte am Nacken zu breit ist? Vielleicht ist alles nur ein Irrtum.

Die Ärztin hat sich inzwischen von ihren Gummihandschuhen befreit. Mechanisch öffnet sie den Abfallkübel mit dem Fußtaster und wirft die Handschuhe hinein. Das verschafft ihr etwas Zeit.

Frau Opl fragt entgeistert: »Ist mein Kind gesund?«

Die Ärztin lässt sich immer noch Zeit. Nur jetzt kein falsches Wort.

»Frau Doktor, bitte sagen Sie mir die Wahrheit, ich halte das aus.«

Immer noch überlegt die Ärztin fieberhaft. Sie reibt sich die Hände mit einem Desinfektionsmittel ein. Dann muss sie antworten. Ohne dass sie die Wahl ihrer Worte noch beeinflussen könnte, gewinnt die Routine der Gynäkologin die Oberhand: »Frau Opl, wir werden zur Sicherheit noch weitere Untersuchungen machen.« Sie ist mit dem Satz nicht glücklich und fügt hinzu: »Wahrscheinlich ist Ihr Baby gesund, aber das Ergebnis der Nackentransparenzmessung ergibt einen nicht ganz zweifelsfreien Befund. Ich glaube, es ist in Ihrem Sinn, wenn wir auf Nummer sicher gehen.« Sie legt ihre Hand auf die Schulter der Patientin. »Es ist wirklich noch nichts Schlimmes.«

Noch nichts Schlimmes. Schon wieder stimmt etwas nicht. Frau Opl denkt an ihre Freundinnen. Alle haben gesunde Kinder. »Frau Doktor, mein Mann und ich haben beschlossen, wenn es diesmal wieder nicht klappt, werden wir keinen weiteren Versuch mehr machen, ein Kind zu bekommen.«

Der Satz klingt wie eine Drohung.

Die Ärztin nimmt die Hand von Frau Opls Schulter. Wortlos zieht sie zwei weiße Zellstofftücher aus einer Kartonbox. Frau Opl nimmt die Tücher und wischt sich das Gel vom Bauch. Sie ist mit den Handgriffen vertraut.

»Sie können aufstehen und sich anziehen, Frau Opl.«

Frau Opl denkt an den Bauch der Nachbarin. Sie ist in der 27. Schwangerschaftswoche. Das dritte Kind, die dritte

Schwangerschaft, und noch nie eine Komplikation. Wahrscheinlich sogar dreimal lustvoller Geschlechtsverkehr.

»Das war jetzt die fünfte künstliche Befruchtung. Mehr halte ich seelisch nicht mehr aus.«

»Frau Opl, ich kann Sie gut verstehen«, sagt die Frauenärztin. Sie denkt: »Ich an deiner Stelle wäre unter diesen Umständen froh, wenn ich ein gesundes Kind hätte, und würde mir diesen Wahnsinn schon längst nicht mehr antun.«

»Wir werden in zwei bis drei Wochen eine Fruchtwasseruntersuchung durchführen.«

Der Satz ist eine Mischung aus Vorschlag und Frage.

Die Fachärztin möchte die Entscheidung nicht alleine treffen.

Gedankenverloren schlüpft Frau Opl in ihren Pullover. Kurz schöpft sie Hoffnung. Eine Untersuchung des Fruchtwassers brächte Sicherheit.

»Da können wir alles untersuchen, und dann sind wir sicher, dass es Ihrem Baby gut geht.« Die Ärztin weiß, dass sie ihrer Patientin Zeit lassen muss. Sie kann sich über Frau Opl nicht beschweren. Sie weiß, dass sie in ihrer Privatpraxis von den schwierigen Fällen lebt. Gut lebt. Sie versteht sich von Anfang an gut mit Frau Opl. Eine sympathische Frau. Nur die Beharrlichkeit, mit der Frau Opl Kinder bekommen will, grenzt an Krankhaftigkeit. Die ständige Angst und das gegoogelte medizinische Wissen machen ihre Betreuung nicht einfacher.

Frau Opl sitzt auf der Liege. Sie kämpft mit den Tränen. »Wie geht es jetzt weiter?«

Die Ärztin sagt ganz ruhig: »Ich werde im Krankenhaus einen Termin zur Fruchtwasserpunktion ausmachen. Sobald ich den habe, rufe ich Sie an und wir besprechen alles Weitere am Telefon.«

Frau Opl fragt unvermittelt: »Wie groß dürfte die Falte sein?«

Die Frauenärztin ist verwundert. Ohne nachzudenken, sagt sie: »Bis zu zwei Millimeter.«

Tonlos wiederholt Frau Opl die Worte: »Zwei Millimeter.« Sie schüttelt den Kopf. Ihr Gesichtsausdruck ist wie eingefroren. Zwei Millimeter. Sie schaut ins Leere. Kleiner noch als ein Reiskorn. Sogar kleiner als eine winzige Ameise.

»Über eine Punktion haben wir ja schon öfter gesprochen, oder?« fragt die Gynäkologin.

Frau Opl ist immer noch mit den zwei Millimetern beschäftigt. Sie hört die Ärztin kaum. Sie weiß nur, dass sie eine Antwort geben muss. Also sagt sie: »Ja.«

Die Gynäkologin fragt: »Kommen Sie zurecht?«

Frau Opl steht auf. Sie kommt nicht zurecht. Aber sie spürt, dass die Zeit um ist und sie gehen sollte. Sie sagt: »Ja, machen wir die Punktion.«

Innerlich erstarrt reicht sie der Ärztin ihre Hand zum Abschied. »Sie rufen mich dann an?«

»Ja, ich melde mich.« Die Ärztin versucht zu lächeln. »Verlässlich.«

Dann geht Frau Opl. Sie hat nur einen einzigen Wunsch – ein gesundes Kind.

Ein paar Tage später meldet sich die Ärztin telefonisch. »Sie sollen bitte am Freitag in der Früh nüchtern in die Klinik kommen. Ein erfahrener Kollege wird die Punktion durchführen, und zur Sicherheit habe ich vereinbart, dass Sie ein bis zwei Nächte stationär bleiben.«

Die warme Stimme ihrer Gynäkologin beruhigt Frau Opl. Seit der Nackenfaltenmessung lebt sie wie in Trance. Vielleicht ist alles nur ein Irrtum. »Danke für alles, was Sie für mich getan haben, Frau Doktor.«

»Wir sehen uns dann nach der Punktion in meiner Ordination.«

»Hoffentlich geht alles gut.«

»Seien Sie bitte zuversichtlich.«

Frau Opl spürt so gut wie nichts vom Eindringen der Nadel in ihren Körper. »Sind Sie schon drinnen?«

Der Arzt sagt: »Sie sind eine großartige Patientin, Frau Opl.«

Frau Opl muss grinsen. »Ich tue ja gar nichts, Herr Doktor.«

»Genau deswegen«, meint er und grinst ebenfalls.

Frau Opl weiß, dass sie ruhig liegen bleiben soll.

»In drei Minuten sind wir fertig.«

Frau Opl hat ein gutes Gefühl. Der Arzt strahlt Sicherheit aus. Alles wird gut. Nach dem Eingriff wird sie auf ihr Zimmer geschoben. Sie schläft sofort ein.

Das Läuten des Telefons auf ihrem Nachtkästchen weckt Frau Opl auf. Schlaftrunken hebt sie ab. Sie erkennt die Stimme ihrer Ärztin.

»Ist alles gut gegangen?«

Frau Opl ist gerührt. Sie ist noch nicht ganz wach. »Ja, ich glaube schon.« Dann macht sie eine Pause. »Das ist sehr lieb von Ihnen, Frau Doktor.«

»Es bleibt dann bei unserem nächsten Termin in drei Wochen.«

»Ja.«

Die nächsten Tage verlaufen ganz normal.

Frau Opl ist zuversichtlich. Wer kann schon zwei Millimeter so genau vermessen. Zu ihrem Mann sagt sie: »Wir müssen aufhören, so ängstlich zu sein.«

Mit weicher Stimme korrigiert er sie: »Du.« Dabei lächelt er sie an.

Sie umarmen einander.

Zwei Tage vor dem Kontrolltermin spürt Frau Opl ein Ziehen im Bauch. Sie kennt dieses Gefühl.

Dann geht alles sehr schnell.

Ihr Mann ruft einen Rettungswagen. Im Krankenhaus bekommt sie sofort eine Infusion. Aber die Wehen werden nicht weniger. Sie wird in den Kreißsaal gebracht.

Eine Hebamme sagt voller Mitleid: »Ihr Baby wird nicht überleben können, aber wir müssen es zur Welt bringen.«

Nach einer Stunde ist alles vorbei.

Frau Opl liegt erschöpft im Bett. »Darf ich das Baby noch sehen?«

Der Gesichtsausdruck der Hebamme ist unsicher.

»Ich möchte Abschied nehmen.«

Sie darf.

»Das war mein Baby?« Frau Opl sieht einen Blutklumpen mit einigen abgrenzbaren menschenähnlichen Strukturen.

Die Hebamme relativiert: »Das wäre Ihr Baby geworden.«

Der diensthabende Arzt sagt: »Sie haben leider bei der Punktion eine Infektion erlitten, das Baby hätte nicht überleben können.«

Frau Opl weint, bis sie vor Erschöpfung einschläft. Am nächsten Tag darf sie nach Hause gehen.

Es ist ein Sonntag.

Am Montag um elf Uhr wäre der Kontrolltermin zur Befundbesprechung bei der Gynäkologin. Sie möchte ihn nicht wahrnehmen. Ihr Mann sagt: »Es ist besser, wenn du hingehst. Dann kann die Frau Doktor gleich einen Ultraschall machen und schauen, ob nach der Fehlgeburt alles in Ordnung ist.«

Frau Opl weint. »Fährst du mich zu ihr?«

»Wenn du willst.«

Die Gynäkologin öffnet die gepolsterte Tür zum Besprechungszimmer. Mit ruhiger Stimme sagt sie: »Frau Opl, bitte kommen Sie herein.«

Dann erst sieht sie Herrn Opl. »Und Ihren Mann bringen Sie gleich mit.«

Frau Opl hat das Gefühl, dass die Stimme der Ärztin besonders einfühlsam klingt. Sie möchte sagen: »Ich brauche jetzt kein Mitleid.« Aber ihre Stimme versagt.

Die Ärztin sagt: »Bitte nehmen Sie Platz.«

Gedankenverloren setzt sich Frau Opl nieder. Sie fühlt sich nicht wohl. Die Stimmung ist eigenartig. Irgendetwas passt nicht.

Ihr Mann bleibt unsicher hinter ihr stehen und legt seine Hände auf ihre Schultern. Er hat eine schreckliche Ahnung und legt sich Worte zurecht.»Haben Sie schon gehört, was meiner Frau am Wochenende passiert ist?«, will er sagen.

Aber er kommt nicht dazu.

Die Ärztin ist schneller. »Nehmen Sie doch Platz, Herr Opl.«

Er setzt sich behutsam auf den freien Sessel neben seiner Frau. Noch einmal versucht er: »Frau Doktor ...« Er stammelt.

Die Gynäkologin sagt gedankenverloren: »Einen Moment noch, bitte.« Ohne das Ehepaar anzuschauen, kramt sie in einem Stapel von Befunden, der sich vor ihr am Schreibtisch auftürmt. Dann zieht sie ein DIN-A4-Blatt aus dem Stoß und sagt: »Ich habe gute Nachrichten für Sie.«

Ein flaues Gefühl befällt Frau Opl. Es breitet sich über ihren ganzen Körper aus. Die Welt vor ihren Augen verschwimmt.

Mit erfreutem Gesichtsausdruck wendet sich die Ärztin dem Ehepaar zu.

Frau Opl wird übel. Der Schreibtisch verliert seine Konturen. Alles vor ihren Augen beginnt zu flimmern. Sie sieht gerade noch, wie die Ärztin das DIN-A4-Blatt vor sie hinlegt. Dann wird ihr schwarz vor den Augen.

Den Satz »Ich gratuliere Ihnen, das Baby ist kerngesund« hört sie nicht mehr.

Hintergründe:

Sonografie, Doppler-Kontrollen, Nackenfaltenmessung, Organscreening, NIPT-Test (nicht-invasiver Pränataltest), Amniozentese, Plazentapunktion und Nabelschnurpunktion, IUGR (intrauterine growth retardation), Feststellungen, Vermessungen und Blutuntersuchungen, Gewichtskontrollen, Quotienten und Perzentile haben die Schwangerschaft erobert. Aus Sicht der Embryonen und Föten ist die Gebärmutter schon längst kein sicherer Ort mehr und bietet weder Schutz vor Untersuchungen noch vor mikrochirurgischen Eingriffen. Die Medizin ist von Anfang an dabei.

Nicht immer nützt das Bedürfnis der Gesellschaft nach Sicherheit der Gesundheit der Babys. Viele Untersuchungen erzeugen mehr Angst, als sie beruhigend wirken. Die Medizin hat ein Eigenleben entwickelt. Untersuchungen werden um ihrer selbst willen durchgeführt. Die Machbarkeit hat die therapeutische Konsequenz als Indikation abgelöst.

Medizin kann alles. Von Anfang an.

Zeugungsakt und Liebesakt sind zweierlei geworden. Ersterer findet immer öfter unter dem Mikroskop statt. Die ICSI (Intrazytoplasmatische Spermieninjektion) ist eine besondere Art der extrakorporalen Zeugung. Nicht der Mann dringt in die Frau ein, sondern eine Nadelspitze in die Eizelle. Eine großartige Entwicklung für Paare, die aus medizinischen Gründen keine Kinder auf natürlichem Weg bekommen können. Eine fragwürdige Entwicklung im Hinblick auf die Lösung gesellschaftlich-demografischer Probleme.

Die Zahl der IVFs (In-vitro-Fertilisationen) steigt gemeinsam mit dem Alter der ersten Mutterschaft sprunghaft an. Im Jahr 2019 führten die österreichischen IVF-Zentren im Rahmen des IVF-Fonds 11.028 IVF-Versuche an 7131 Paaren durch. Bei 9172 Versuchen fand ein Embryotransfer statt, der in 3132 Fällen zu einer Schwangerschaft führte. 1856 Versuche mussten abgebrochen werden. Berechnet auf der Basis der Versuche aus dem Jahr 2018, betrug die Baby-take-home-Rate pro Transfer 28,5 Prozent.[7]

Die Zahl der künstlichen Zeugungsversuche übersteigt die Zahl der mit nach Hause genommenen Babys somit um ein Vielfaches.

Die erste Gesundenuntersuchung des zukünftigen Menschen findet schon wenige Zellteilungen nach der künstlichen Befruchtung statt. Auch wenn Ethiker und Philosophen die Legalität der Präimplantationsdiagnostik (PID) noch in Frage stellen, ist sie schon längst Wirklichkeit geworden. Nicht jede außerhalb des Körpers gezeugte Frucht schafft es in den Bauch der zukünftigen Mutter. Vor dem Embryonentransfer gibt es eine Eignungsprüfung auf Erbkrankheiten. Zellhaufen, die diese erste Zertifizierung überstehen, können damit rechnen, Mensch werden zu dürfen. Es ist nur noch ein kleiner Schritt bis zum Designer-Baby.

Diagnostische Fehler können dabei über Totbleiben oder Lebendigwerdendürfen entscheiden. In diesem Fall schadet die Medizin nicht der Gesundheit, sondern dem Leben an sich.

Wer den kostbaren Platz im Uterus ergattert, wird bemerken, dass die jahrtausendelang gewährleistete Ruhe der ersten neun Monate dahin ist. In den meisten westlichen Ländern sind an die zehn Routineuntersuchungen während der Schwangerschaft vorgesehen. Nach einer In-vitro-Fertilisation sind es mehr.

Die Aussage, die Gesundheit sei das höchste Gut, macht auch vor der Schwangerschaft nicht halt. Bei einer derzeitigen Fertilitätsrate von 1,4 in Österreich wird jede menschliche Frucht zur demografischen Kostbarkeit. Eine einzige Frage dominiert die Schwangerschaft: »Ist mein Baby gesund?«

Die Angst als Grundstimmung hat sich sowohl auf als auch neben der Untersuchungsliege breitgemacht. Ärzte stehen unter Erfolgsdruck. Die Überwachung der Medizin durch die Justiz hat den Druck auf die Heilkunst erhöht. In-vitro-Fertilisationen sind kostspielig und nicht ungefährlich. Die Erwartungshaltung ist hoch.

Sowohl die hormonelle Stimulation der Eierstöcke als auch die Entnahme der Eizellen kann zu Komplikationen wie Blutungen, Bauchfellentzündungen und Darmverletzungen führen.

Gelingt der Embryonentransfer, leben die schwangeren Frauen neun Monate in Sorge um die teuer bezahlten Früchte. Auch Früchte im Plural. Denn häufig resultieren aus der künstlichen Befruchtung Mehrlingsschwangerschaften. Diese bringen ihrerseits wieder ein erhöhtes Risiko für Abortus und Entwicklungsstörungen mit sich. Dazu kommt die Wirkung der ständigen Sorge auf die Psyche der Mutter, die allerdings nur mangelhaft untersucht ist. Betroffene Patientinnen berichten vom Gefühl der Unsicherheit und der Inkompetenz.

Der mütterliche Schoß war in der Menschheitsgeschichte so gut wie immer ein Ort von Sicherheit und Geborgenheit. Die moderne Medizin macht dieses erste Nest eines Menschen unsicher. Die Schwangerschaft ist eine Krankheit geworden.

Warum sonst können gesunde Frauen am Höhepunkt ihres biologischen Lebens als Patientinnen bezeichnet werden?

Die Schwangerschaft stellt aus meiner ärztlichen Sicht kein pathologisches Geschehen dar. Sie ist vielmehr der physiologische Inbegriff von Gesundheit. Aus Sicht der Evolution ist die Weitergabe des Lebens durch eine optimierte mütterliche Gesundheit geschützt.

Für die Medizin stellt der Geburtsvorgang den Schluss- und Höhepunkt der in sich pathologischen Diagnose Schwangerschaft dar. Die Geburt findet im Jahr 2020 hierzulande zu dreißig Prozent in Form der Sectio Caesarea, dem Kaiserschnitt, statt. Eine exzessive Medizin, die am Ende des Lebens den natürlichen Tod nicht zulässt, verhindert auch die natürliche Geburt. Von 2004 bis 2016 ist die Kaiserschnittrate in der Bundeshauptstadt Wien von 23,6 auf dreißig Prozent aller Geburten gestiegen. Weltweit bewegt sich die Zahl der Sektionen zwischen zehn und vierzig Prozent. In Brasilien sollen es sogar achtzig Prozent sein. Mit der zunehmenden Zahl an Kaiserschnitten gehen geburtshilfliches Wissen und Erfahrung verloren. Bald gibt es keine Ärzte mehr, die in der Lage sind, eine normale Geburt ohne Operationssaal zu begleiten.

Sowohl Ärzte als auch Mütter wollen den Früchten der Reproduktionsmedizin die Strapazen und das Risiko einer Spontangeburt nicht zumuten. Das mühevoll gezeugte Kind soll keinen Stresssituationen ausgesetzt werden. Auch wenn die mütterliche Mortalität bei einem Kaiserschnitt um den Faktor 1,7 erhöht ist.[8]

Dass ins Leben operierte Kinder neben einer schöneren Kopfform (weil sie nicht im Geburtskanal eingequetscht waren) auch Nachteile erleiden, bestreitet heute niemand mehr. Ihnen fehlen schlicht und einfach jene 15 Zentimeter Erfahrung, die in einer Welt ohne medizinische Ein- und Übergriffe in den letzten Stunden vor Beginn des Lebens zurückgelegt werden müssen. Zugegeben, diese 15 Zentimeter haben es in sich. Der Druck der Wehen, die Dunkelheit, der Widerstand der Vaginalwand, die Reibung, das Zusammenschieben der Schädelknochen, der erste Kontakt mit dem Kot der Mutter, die unerfreuliche Geräuschkulisse und das grelle Licht am Ende des Tunnels hinterlassen Spuren. Ertragen kann das Baby das alles nur mit einer gehörigen Portion von Endorphinen.

Am Ende dieses Martyriums stehen allerdings weder Psychologe noch Seelsorger bereit. Niemand stellt die Diagnose eines posttraumatischen Stresssyndroms. Niemand veranlasst ein Röntgen des gequetschten Körpers. Es gibt keine Therapie, keine Geburts-Reha.

Im besten Fall erwartet eine erschöpfte, aber glückliche und erleichterte Mutter ihr Kind und nimmt es in den Arm. Beide Teile haben ein erstes »Sich-Auseinandersetzen« und

»Sich-Zusammenraufen« hinter sich. Abnabelung und Liebe sind Grundlagen für physische und psychische Gesundheit. Auf beiden Seiten. Das moderne Stichwort lautet Bonding. Grundlagen, denen die meisten Menschen heute nur noch wenig Bedeutung zumessen. Denn Mediziner und Psychologen postulieren, dass sie jeden resultierenden Schaden während des Lebens therapieren können.

Unsere Gesellschaft hat ein paradoxes Verhältnis zur psychischen Gesundheit. Auf der einen Seite wächst das Bewusstsein, dass es neben der körperlichen Gesundheit noch einen seelisch-emotionalen Faktor gibt. Auf der anderen Seite erscheint uns die Psyche genauso wie der Körper durch mechanistische Reparaturmaßnahmen jederzeit heilbar zu sein. Noch gibt es keine Vorsorgeuntersuchung für die Seele. Es macht nichts aus, wenn wir Körper und Psyche wenig pfleglich behandeln. Längst haben wir das Gefühl für den Wert und für die Bedeutung der psychischen Gesundheit verloren.

Die Hygienehypothese besagt, dass Kinder, die auf einem Bauernhof aufwachsen, weniger Allergien und Atopien erleiden als Kinder, die in der Großstadt aufwachsen.

Der übertriebenen Reinigung und Desinfektion des Körpers steht eine mangelnde Psychohygiene gegenüber. Eine stabile und belastungsfähige Psyche ist während des ganzen Lebens ein entscheidender Faktor für ein funktionierendes Immunsystem. Schwangerschaft und Geburt haben einen nicht unbeträchtlichen Einfluss auf die zu erwartende lebenslange Gesundheit. Die von der Medizin geschürte Angst vor der natürlichen Geburt schadet der psychischen Gesundheit. Psychische und organische Gesundheit sind nicht voneinander zu trennen.

Im Tschad, einem Land mit deutlich weniger medizinischer Versorgung, liegt die Fertilitätsrate bei 5,7. Im medizinisch hoch entwickelten Österreich beträgt dieser Wert 1,4. Das Durchschnittsalter der Erstgebärenden in Österreich liegt bei knapp 31 Jahren. Das bedeutet in etwa drei Generationen pro hundert Jahre. Im Tschad liegt das Durchschnittsalter der Erstgebärenden deutlich unter zwanzig Jahren. Das bedeutet fünf Generationen pro Jahrhundert.

Den Rest können Sie sich ausrechnen.

Was nützt uns also die hoch entwickelte Medizin?

Fügt sie der Gesellschaft längerfristig sogar Schaden zu, weil sie uns demografisch schadet?

Anfang November 2020 infiziert sich eine Patientin in der 24. Schwangerschaftswoche mit dem SARS-CoV-2-Virus. Am sechsten Tag bekommt sie hohes Fieber und wird mit der Rettung in das nächstgelegene Krankenhaus gebracht.

Drei Tage verbringt die junge Frau unter Beobachtung auf der gynäkologischen Station. Das Fieber sinkt wieder, die Beschwerden verschwinden. Laut Ultraschall geht es dem Baby gut. Den Rest der gesetzlich vorgeschriebenen Quarantäne verbringt sie zu Hause. Eine Woche nach dem Ende der Quarantäne führt der betreuende Frauenarzt ein verspätetes Organscreening durch. Dabei stellt er fest, dass so gut wie kein Fruchtwasser in der Gebärmutter vorhanden sei.

Der Gynäkologe überweist die Patientin sofort ins Schwerpunktkrankenhaus.

Dort wird eine Blutabnahme durchgeführt, um allfällige Behinderungen des Föten auszuschließen. Die Ultraschalluntersuchung zeigt entgegen allen Befürchtungen ein lebendiges Kind.

Die junge Frau ist zwischen Angst, Zuversicht und Panik hin- und hergerissen.

Ein weiterer Termin drei Tage später wird vereinbart. An diesem Tag sollte eine Besprechung zwischen der untersuchenden Oberärztin und dem Universitätsprofessor stattfinden. Der Universitätsprofessor forscht über die Folgen von Coronainfektionen auf ungeborene Kinder.

Die Patienten wünscht sich, dass ihr Gatte bei der Besprechung dabei sein darf. Das darf er nicht. Die Coronaregeln verbieten jeden nicht absolut notwendigen Zutritt eines Menschen ins Krankenhaus.

Später beschreibt die Patientin den Inhalt des Gesprächs mit dem Professor mit folgenden Worten: »Es gibt eigentlich nur zwei Möglichkeiten, entweder eine Abtreibung oder den Versuch, mit allen medizinischen Möglichkeiten und Mitteln das Baby am Leben zu erhalten. Aber dann hätte ich mit hundertprozentiger Sicherheit ein behindertes Kind. Ich darf fünf Minuten lang mit meinem Mann sprechen. Dann muss ich eine Entscheidung treffen. Wir haben dem Professor gesagt, dass wir in fünf Minuten eine solche Entscheidung nicht treffen können. Er hat dann eine dritte Möglichkeit ins Spiel gebracht. Wir könnten noch 14 Tage nachdenken. In der Zwischenzeit könnte das Baby abgestorben sein oder überlebt haben. Dann müsste man aber eine endgültige Entscheidung treffen. Nach diesen Worten hat er uns alleine gelassen.«

In dieser Stimmung besucht sie ihre Hausärztin.

Die nimmt sich Zeit und beruhigt die Patientin. Wieder beschreibt diese das Gespräch: »Sie hat uns gesagt, dass nicht alle Messungen immer hundertprozentig der Wirklichkeit entsprechen und dass mein Grundgefühl sich auch auf das Baby überträgt. Wenn ich mein Baby im Bauch spüre, solle ich davon ausgehen, dass alles in Ordnung sein wird. Es ist ihr gelungen, mir die Angst zu nehmen und mir Mut zu machen.«

Zum Erstaunen der Universitätsklinik ist das Fruchtwasser zurückgekehrt. Das Baby hat sich normal weiterentwickelt und ist auf normalem Weg zur Welt gekommen. Das Mädchen wird heuer zwei Jahre alt und ist absolut gesund.

ACHTUNG!

Betrachten Sie eine Schwangerschaft als das, was sie ist: die Weitergabe des Lebens. Sie ist letztlich die einzige Möglichkeit, den Tod in Schach zu halten. Das muss auch die Medizin zur Kenntnis nehmen. Angst ist selten ein guter Ratgeber. Das gilt auch während der Schwangerschaft.

Denken Sie an eine hochwertige Schweizer Präzisionsuhr. Ein Geschenk, das Sie bekommen haben. Sie können die Schönheit und Ganggenauigkeit dieses Meisterwerks genießen. Oder Sie beginnen damit, den Mechanismus durchschauen zu wollen. Sie öffnen den rückwärtigen Deckel. Die Uhr funktioniert immer noch. Das raffinierte Uhrwerk liegt jetzt direkt vor Ihren Augen. Sie können die Unruh und die Spiralfeder erkennen. Sie lockern weitere Schrauben, weil Sie das Geheimnis der Zeitanzeige ergründen möchten. Irgendwann werden Sie die Uhr so weit zerlegt haben, dass sie nicht mehr tickt. Den Mechanismus haben Sie trotzdem nicht begriffen. Aus dem Meisterwerk ist ein Haufen aus Zahnrädern, Stiften, Schrauben und einem Gehäuse geworden.

Also ab damit zum Uhrmacher. Der freut sich über das Geschäft und repariert das kostbare Stück. Was er Ihnen allerdings verschweigt: Er kann die Uhr nicht wieder in den Zustand versetzen, den sie ursprünglich hatte. Kleinste Staubteilchen geraten bei jeder Reparatur unweigerlich in die Uhr. Jeder Eingriff in die feine Mechanik führt unweigerlich zu Nebenwirkungen, die sich schädlich auswirken können. Aus dem Meisterwerk ist ein Reparaturfall geworden.

Wenn wir das Gesamtkunstwerk nur mechanistisch betrachten, übersehen wir etwas Wesentliches: Das Wesen einer Uhr ist mehr als die Summe ihrer Einzelteile. Ihre Seele ist die Vermessung der Zeit.

Im übertragenen Sinne gilt das auch für den Menschen. Insbesondere für das Wunder seiner Entstehung.

Die moderne Medizin ist in ihrer Mechanistik gefangen und missachtet die Seele. Aber die Seele macht aus dem Körper einen Menschen.

VERBLUTEN FÜR EINEN GUTEN ZWECK

In der modernen Hightech-Medizin sind Begriffe und Abkürzungen wie OAK (Orale Antikoagulation), Thrombozytenaggregationshemmer, duale Plättchenhemmung, Triple-Therapie mit NOAK nach Implantation von DES (Drug-eluting Stents), perioperatives Bridging oder Switching nicht mehr wegzudenken. Je dünner das Blut, umso besser fließt es durch kleine und kleinste vom Wohlstand verstopfte Gefäße. Weniger Herzinfarkte, weniger Schlaganfälle und eine statistisch verbesserte Lebenserwartung sind die Folge.

Außer die Patienten verbluten an der Therapie.

Die Datenlage ist dürftig.

Juli 2009. Ein heißer Sommertag.

Herr Manter schleppt sich mit letzter Kraft ins Wartezimmer. Er lässt sich erschöpft auf einen Sessel fallen. In Richtung Assistentin sagt er: »Ich kann nicht mehr.«

Herr Manter ist Landwirt. In der Ordination kennt man seine Ungeduld. Er hat nie Zeit. Der Acker wartet oder der Scheibenpflug, er muss die Bewässerung umstellen, dem Sohn bei der Ernte helfen, ein Enkelkind zur Schule bringen. Trotz seiner 74 Jahre ist er immer in Eile. Er braucht nur schnell eine Spritze gegen seine Kreuzschmerzen, eine Kniepunktion oder ein Rezept oder sonst irgendwas, aber es muss immer schnell sein.

Heute nicht.

Nach dem Satz »Ich kann nicht mehr« rührt er sich nicht mehr.

Das beunruhigt die Assistentin.

Sie steht vom Empfang auf, geht zu ihm hin und sieht, dass er blass und schweißnass ist. Zwischen den Nasenlöchern und der Oberlippe sieht sie eine schlecht abgewischte Blutkruste.

»Herr Manter, ist alles in Ordnung?«

Er schaut ihr in die Augen und sagt kein Wort.

Sein Atem geht schnell.

Die Situation ist der Assistentin nicht geheuer. Sie holt den Arzt aus einer Befundbesprechung.

Im Flüsterton sagt sie: »Draußen sitzt der Herr Manter, er ist kreidebleich und rührt sich nicht. Ich glaube, Sie sollten ihn schnell anschauen.«

Der Arzt weiß, dass seine Assistentin nur in Notfällen eine Ordination unterbricht. Er folgt ihr ins Wartezimmer.

Herr Manters Gesicht ist fahl. Er atmet stoßartig. Seine Augen sind geschlossen.

Mit entschlossener Stimme versucht der Arzt den Patienten aufzuwecken: »Herr Manter?« Zugleich sucht er mit seinem Zeige- und Mittelfinger den Puls am Handgelenk des Patienten.

Jetzt öffnet Herr Manter die Augen. Ein Lächeln huscht über sein Gesicht. Mit einer Kraftanstrengung stammelt er: »Herr Doktor.«

Den Blick auf seine Krankenschwester gerichtet, sagt der Arzt mehr für sich selbst: »Der Puls ist dünn, aber regelmäßig.« Herr Manter kämpft mit zufallenden Augenlidern. Er fixiert das Gesicht des Arztes und versucht sich wachzuhalten.

Der Arzt fragt: »Haben Sie Schmerzen?«

Herr Manter keucht: »Ja, schon.« Die Augen fallen ihm immer wieder zu.

Streng fragt der Arzt: »Wo?«

Müde sagt Herr Manter: »Meine Hoden.«

Immer noch befühlt der Arzt den Puls. Die Sekunden verrinnen. Er fragt den Landwirt: »Glauben Sie, dass Sie aufstehen können?«

Herr Manter kämpft mit der Ohnmacht. »Glaub schon.« Dann sackt er im Sitzen zusammen.

»Schnell, wir müssen ihn hinlegen.«

Die Assistentin hat inzwischen eine fahrbare Untersuchungsliege gebracht.

Zwei wartende Patienten helfen, Herrn Manters massigen Körper auf die Liege zu heben. Herr Manter erwacht zwischendurch aus seiner Ohnmacht und hilft mit, so gut er kann.

»Schnell ins Untersuchungszimmer«, sagt der Arzt. Ins Ohr seiner Assistentin flüstert er: »Nur kein Toter im Wartezimmer.«

Sie muss lächeln. Es ist der Stolz des Arztes, dass ihm noch kein Patient im Wartezimmer gestorben ist.

Gemeinsam schieben sie den Patienten rasch den Gang entlang.

»Die Kleiderschere«, verlangt der Arzt, kaum im Untersuchungszimmer angekommen. »Blutdruck?«, ergänzt er, während er mit raschen Schnitten Hose und Hemd entfernt.

Noch ein Schnitt durch die Unterhose. Zum Vorschein kommen zwei stark geschwollene Hoden. Die dunkelblauschwarze Verfärbung des riesigen Skrotums gibt dem Anblick einen bedrohlichen Anstrich.

»90 zu 50«, meldet die Assistentin den Blutdruck:

»... auch nicht viel«, grummelt der Arzt.

Herr Manter bekommt von alledem nichts mit. Er döst vor sich hin. Zwei riesige dunkelblaue Flecken ziehen sich vom Genitalbereich bis weit in die Oberschenkel hinunter.

Nachdenklich sagt der Arzt: »Schauen Sie sich das an.« Dabei deutet er auf blaue Flecken unter den Rippen.

Im Liegen ist der Atem von Herrn Manter ruhiger.

Der Arzt steht angespannt neben der Liege und betrachtet den Patienten von oben bis unten. Er denkt angestrengt nach. Mehr zu sich selbst sagt er: »Was ist da los?« Er bemerkt die Reste von getrocknetem Blut in den Nasenöffnungen und runzelt die Stirn. Getrocknetes Blut und blaue Flecken. Er dreht sein Gesicht zur Assistentin: »Es sind nicht nur die Hoden.«

Die Assistentin deutet auf einen weiteren blauen Fleck am Arm.

Der Arzt nickt nachdenklich.

Es muss einen Zusammenhang geben. »Für eine Wirtshausrauferei ist Herr Manter zu alt«, sagt der Arzt.

Die Assistentin nickt. »Aber warum ist er überall blau?«, fragt sie leise.

Der Gesichtsausdruck des Arztes signalisiert, dass es genau diese Frage ist, die ihn am meisten beschäftigt. Nach einer kurzen Pause fragt er: »Hat er zu Ihnen irgendetwas über einen Unfall gesagt?«

»Nein, er hat sich nur hingesetzt und gesagt: Ich kann nicht mehr.«

Der Arzt schließt die Augen. »Nein, das war kein Unfall«, kommt es ihm plötzlich.

Die Assistentin schaut ihn fragend an.

Der Mediziner hält inne und streckt den rechten Zeigefinger nachdenklich in die Luft. Langsam fügt sich eines zum anderen. Erstaunt sagt er: »Der verblutet ja.«

Der Satz klingt wie eine Erlösung. Sofort wechselt er in den Notfallmodus. Fokussiert und ruhig sagt er: »Einen Plasmaexpander.«

Jetzt geht alles sehr schnell. Ein Griff in den Kasten über der Anrichte. Mit einer Hand drückt ihm die Krankenschwester das Set zur Venenpunktion in die Hand, mit der anderen öffnet sie eine Schublade und entnimmt das Infusionsbesteck.

Wortlos setzt der Arzt einen Venflon und fixiert die Nadel mit einer durchsichtigen Klebefolie in der Armbeuge des Patienten.

Seine Helferin steht bei der Spüle und entlüftet den Infusionsschlauch vorab mit den ersten Tropfen der Lösung. Sie hängt den Beutel auf den Infusionsständer und drückt dem Arzt den Bajonettanschluss am Ende des Schlauches in die Hand.

»Entlüftet?«

»Ja.«

Ein letzter routinierter Handgriff, dann rinnt die Flüssigkeit in Herrn Manters Venen.

»Schauen wir einmal«, sagt der Arzt.

Es folgt eine längere Pause. Ohne jede Bewegung stehen der Arzt und die Assistentin neben der Liege.

Immer wieder überprüft er, ob der Tropfenzähler wirklich bis zum Anschlag aufgedreht ist. Sie beobachten die Infusionslösung auf ihrem Weg durch das Sichtfenster im Infusionsschlauch. Auf seinen Wink hin legt die Assistentin eine Blutdruckmanschette um den Oberarm des Patienten.

Langsam kehrt Leben in Herrn Manters Körper zurück. Er zuckt, bewegt sich unkoordiniert und öffnet die Augen. »Was ist überhaupt los mit mir?«

Der Arzt lächelt die Assistentin an. Ein kleiner Triumph. Kein Toter in seinem Wartezimmer. Und auch nicht im Untersuchungszimmer. Er nimmt die Stablampe aus seiner Brusttasche und leuchtet dem Patienten in die Augen. »Mein Gott, Sie bluten ja überall«, entfährt es ihm.

Aber er fasst sich schnell. Ruhig weist er seine Sprechstundenhilfe an: »Bringen Sie mir den Coagucheck.« An den Patienten gerichtet sagt er: »Sie haben viel Blut verloren.« Mit einer raschen Bewegung sticht der Arzt mit einer Lanzette in Herrn Manters Fingerbeere.

»Aber ich blute doch gar nicht«, kommentiert der mit Blick auf seine Fingerspitze.

Die Krankenschwester hält das Messgerät in die richtige Position unter den Finger. Der Arzt drückt einen Tropfen Blut auf den Teststreifen im Messgerät. Der Apparat gibt einen kurzen Piepton von sich. Vom Aufbringen der Probe bis zum Ergebnis heißt es jetzt: 135 Sekunden warten.

»Nur gestern habe ich Nasenbluten gehabt«, fällt dem Landwirt ein. »Aber das habe ich ja öfter.«

Der Arzt ist erleichtert, dass sich die Kreislaufsituation von Herrn Manter offensichtlich stabilisiert. Gleichzeitig muss er innerlich seufzen. Wie wenig Ahnung die Patienten doch von der Komplexität der Zusammenhänge in ihrem Körper haben. Beim Verbluten muss das Bluten nicht unbedingt äußerlich sichtbar sein. Einen Moment lang geht ihm die Frage durch den Kopf, wie viele seiner Patienten, für ihn und seine Kollegen nicht erkennbar, während seines Berufslebens bereits innerlich verblutet sind.

Zu seiner Assistentin sagt er: »Bringen Sie bitte noch 500 Milliliter Kochsalz.« Dann wendet er sich an Herrn Manter: »Sie haben innere Blutungen. Sie nehmen zu viele blutverdünnende Medikamente.«

»Ich nehme alles, was mir der Herr Doktor sagt«, rechtfertigt sich der Patient.

Der Arzt schaut auf die Anzeige am Apparat. Noch 15 Sekunden. Dann ertönt der lange Piepton. Die Messung ist abgeschlossen. Aber anstatt einer numerischen Anzeige erscheinen am Display zwei Pfeile nach oben. Ein bitteres Lächeln huscht über das Gesicht des Arztes. Er zeigt Herrn Manter das Display und erklärt: »Das Ergebnis liegt außerhalb des Messbereichs. Ihr Blut ist viel zu dünn. Lebensgefährlich dünn.«

Im Moment weiß Herr Manter offenbar nicht, was er sagen soll.

Die Krankenschwester pumpt die Blutdruckmanschette an seinem Arm auf.

»Sie schlucken offenbar viele Pulver«, fährt der Arzt fort, »von denen ich nichts weiß. Und Sie kommen viel zu selten zur Kontrolle des Blutverdünnungswertes.«

»Wenn die Wartezeit nicht wäre, würde ich ja öfter kommen«, versucht Herr Manter eine Rechtfertigung.

»100 zu 60, steigt«, meldet die Krankenschwester leise.

Langsam kehrt Farbe in Herrn Manters Gesicht zurück.

Halb herausfordernd, halb interessiert, fragt er den Arzt: »Was für Pulver meinen Sie?«

»Zum Beispiel die vielen Schmerzmittel, von denen ich nichts weiß, oder die Johanniskrauttropfen, die Sie sich in der Apotheke holen.«

»Hat mich meine Frau verraten?«

Dem Arzt ist nicht nach Scherzen zumute. »Haben Sie sonst irgendwelche Veränderungen an Ihrem Körper beobachtet?«

Herr Manter denkt nach. »Eigentlich nur noch, dass mein Harn seit ein paar Tagen dunkler ist als sonst.« Herr Manter legt den Kopf schief und denkt weiter nach. »Aber wahrscheinlich habe ich nur zu wenig getrunken.«

Dann sagt er noch beiläufig: »Und mein Stuhl ist schwarz.«

Diese Aussage macht alles klar für den Arzt. »Also auch noch eine Magenblutung. Wir reden weiter, wenn Sie aus dem Krankenhaus zurückkommen.«

»Aber Herr Doktor, ich muss doch nicht gleich ins Spital. Mir geht es ja schon besser.«

Dem Arzt platzt der Kragen: »Herr Manter, jetzt machen Sie einmal das, was ich Ihnen sage. Sonst verbluten Sie.« Zur Krankenschwester sagt er: »Rufen Sie bitte bei der Rettung an. Wir brauchen einen Liegendtransport.«

Fünf Tage lang liegt Herr Manter auf der Intensivstation. Er verliert Blut in Magen und Darm, immer wieder aus der Nase, sein Urin ist blutig und seine Hodensäcke sind prall mit Blut gefüllt. Zum Zeitpunkt der Einlieferung beträgt sein Hb (Hämoglobin = roter Blutfarbstoff) 5,4 g/dl. (Der Normwert beträgt 14 g/dl.) Er wird medikamentös ruhiggestellt. Jede Bewegung kann eine neue Blutung und damit den Tod verursachen. Vitamin-K, Prothrombinkomplex-Konzentrat, Bluttransfusionen, Infusionen und Sauerstoff stabilisieren seinen Zustand. 48 Stunden lang schwebt er zwischen Leben und Tod. Nach acht Tagen haben sich Blutbild und Gerinnungswerte wieder normalisiert. Erst am Vormittag des zehnten Tages entlässt das Krankenhaus Herrn Manter nach Hause. Im Arztbrief steht: »Die weitere körperliche Schonung wird empfohlen.« Am Nachmittag sitzt Herr Manter schon wieder am Traktor.

Bei Herrn Manter wurde vor drei Jahren ein Vorhofflimmern diagnostiziert. Vorhofflimmern führt zu einem unregelmäßigen Herzschlag und ist die häufigste mit zunehmendem Alter auftretende Rhythmusstörung des Herzens. Vorhofflimmern geht mit einem erhöhten Risiko für Schlaganfälle und Herzinsuffizienz einher. Bei länger andauerndem Vorhofflimmern können sich im Vorhof des Herzens Thromben (Blutgerinnsel) bilden. Diese können sich von der Herzwand lösen und mit dem Blutstrom in entfernte durchmesserarme Blutgefäße gelangen und dort Embolien (Verschlüsse) bilden.

Korrekterweise leitet Herrn Manters Internistin sofort nach Diagnosestellung eine Therapie mit Marcoumar®-Tabletten (3 mg) zur Blutverdünnung ein. Der enthaltene Wirkstoff Phenprocoumon ist ein indirekter Vitamin-K-Antagonist (Gegenspieler) und hemmt damit die Blutgerinnung. Nach der initialen Einstellung nimmt Herr Manter jeden Tag ein Viertel einer Tablette, nur am Mittwoch, Freitag und Sonntag eine halbe. So steht es säuberlich für jeden Wochentag einzeln vermerkt in seinem Blutverdünnungsausweis. Diese Therapie senkt das Schlaganfallrisiko signifikant. Außerdem entwickeln blutverdünnte Patienten mit Vorhofflimmern deutlich seltener ein demenzielles Syndrom als unbehandelte Patienten.

Sowohl die Internistin als auch der Hausarzt klären Herrn Manter eindringlich über den Wirkmechanismus der Therapie und die notwendigen regelmäßigen Kontrollen auf. Der Patient hält sich jedoch weder an die erforderliche Vitamin-K-neutrale Diät noch an die regelmäßigen Arztbesuche zur Messung der Blutverdünnung. Immer wieder hört sein betreuender Arzt Sätze wie »... ich habe die Tablette gestern vergessen« oder »... ich nehme halt morgen die doppelte Ration« .

Trotz mehrmaliger Hinweise auf die Gefahren seines Verhaltens ändert Herr Manter seine Gewohnheiten nicht. Dadurch kommt es zu starken Schwankungen beim Blutgerinnungswert. Herrn Manters Werte liegen einmal unterhalb und wenig später wieder oberhalb des tolerierbaren Wirkungsbereiches. Das bedeutet, dass er entweder nicht ausreichend vor Blutgerinnseln geschützt oder unkontrollierten Blutungen nahe ist.

Zu seinem Hausarzt sagt er: »Wenn ich zu oft Nasenbluten habe, weiß ich, dass ich mehr Tomaten essen muss.« Tomaten enthalten Vitamin-K, das die blutverdünnende Wirkung von Marcoumar® abschwächt. Das hat der Patient auch ohne medizinische Kenntnisse richtig erfasst. Sein Verhalten bleibt riskant. Der behandelnde Orthopäde weist Herrn Manter wiederholt darauf hin, dass sein unkontrollierter Verbrauch von Schmerzmedikamenten auch Einfluss auf die Gerinnungsfähigkeit seines Blutes und die Blutungsbereitschaft der Magenschleimhaut haben kann.

Anlässlich einer schweren Entgleisung des Blutgerinnungswertes droht der Hausarzt dem Patienten damit, die Therapie abzusetzen. »Die Gefahr, dass Sie eine tödliche Blutung erleiden, ist einfach zu groß.«

Herr Manter will aber weiterhin blutverdünnt sein. »Sie werden mich doch nicht an einem Schlaganfall sterben lassen.« Er gelobt Besserung. »Na gut, ich werde Sie ein bisschen ernster nehmen.«

Das Vorhofflimmern sollte sich aber erst als der Anfang seiner Herzprobleme erweisen. Zwei Jahre später wird dem Patienten ein Stent in die linke Herzkranzarterie eingesetzt. Damit gerinnendes Blut den Stent nicht verlegt, verordnet die zuständige Herzspezialistin Herrn Manter zwei weitere Tabletten zur Verhinderung der Verklumpung der Blutplättchen. Allerdings weiß sie nichts von Herrn Manters Unzuverlässigkeit. Sie ermahnt ihn zur sorgfältigen Einnahme der vorgeschriebenen Medikamente. »Ihr Hausarzt wird Ihnen alles Weitere erklären.«

Herr Manter nimmt die Ärztin genau so ernst, wie er alle Mediziner vor ihr ernst genommen hat. Er kann nicht glauben, dass eine winzig kleine Vierteltablette seinem fülligen Körper besonderen Schaden zufügen kann. »Schauen Sie mich an. Wegen einer Schmerztablette mehr oder weniger werde ich ja nicht gleich verbluten.« Er strotzt vor Selbstbewusstsein. Jahr für Jahr produziert seine Landwirtschaft Tonnen von Biogemüse. Sein Hof ist einer der größten, der Maschinenpark auf dem neuesten Stand. Er ist von der überragenden Bedeutung seiner Tätigkeit überzeugt. »Ohne Landwirtschaft«, sagt er, »hätten die Menschen nichts zu essen. Alle würden verhungern.«

Medizin interessiert ihn nicht wirklich. Er hält sie für entbehrlich. »Ohne Ärzte wären die Menschen zwar öfter krank, aber sie müssten immerhin nicht verhungern.«

Nur wenn er sich schwach fühlt, kommen ihm Zweifel an seinen Ansichten. Dann fragt er seine Ärzte, ob denn das mit den Tabletten wirklich so genau zu nehmen sei. »Ich brauche meine Kraft, sonst bin ich nichts wert.« Oder: »Herr Doktor, ich vertraue der Kunst der Ärzte.« Es klingt angriffslustig.

In seinem Fall war das lebensbedrohliche Unglück voraussehbar.

Hintergründe:

Nicht nur bei chronisch unzuverlässigen Patienten wie Herrn Manter ist die Blutverdünnung ein Problem. Auch kooperative Patienten sind mit modernen Blutverdünnungstherapien oft überfordert. Und auch ich als diplomfortgebildeter Arzt muss gestehen, dass ich dann und wann mit Situationen konfrontiert werde, die mich medizinisch vor ungekannte Herausforderungen stellen. Der Umgang mit den Wünschen und Forderungen der einzelnen medizinischen Fachgesellschaften in Bezug auf blutverdünnte Patienten ist verwirrend. So stehen Studien, die eine Zahnextraktion bis zu einem Blutverdünnungswert von 2,5 für unbedenklich erklären, der Weigerung etlicher Zahnärzte gegenüber, bei einem solchen Wert eine Zahnextraktion in Erwägung zu ziehen. Denn für eine Komplikation durch eine anhaltende Blutung wollen sie verständlicherweise nicht verantwortlich sein.

Situationen, in denen alle Beteiligten verunsichert sind, erfordern ein hohes Maß an medizinisch-fachlichem Fingerspitzengefühl. Was aus kardiologischer Sicht Lebensverlängerung verspricht, stellt sich aus Sicht der Gastroenterologen ganz anders dar. Ein erschreckend hoher Prozentsatz der

Blutungen im Magen-Darm-Trakt steht im Zusammenhang mit der Einnahme von blutverdünnenden Medikamenten.

Die statistische Häufigkeit von Blutungen im oberen Magen-Darm-Trakt ist seit Langem unverändert. Allerdings gibt es eine deutliche Veränderung bei den Ursachen der Blutungen. Während Helicobacter pylori als Ursache rückläufig ist, spielen verschiedene Arten der Blutverdünnung eine zunehmende Rolle. Für Blutungen im mittleren und unteren Darm liegen nur wenige Daten zu diesem Thema vor.[9]

Die Zahl der künstlich zum Bluter gemachten Patienten steigt von Jahr zu Jahr. Die aggressive Bewerbung von neuen blutverdünnenden Medikamenten (NOAKs), verbunden mit einer Flut von Studien, trägt ihren Teil dazu bei. Dass die NOAKs zehn bis zwanzig Mal so hohe monatliche Therapiekosten verursachen wie die früher gebräuchlichen Cumarinderivate, mag ein Zufall sein. Wer das glauben will.

Noch in den 1950er-Jahren des vergangenen Jahrhunderts war die medikamentöse Blutverdünnung weitgehend unbekannt. Vor zirka sechzig Jahren beginnt die Medizin, das Blut von Patienten mit Vorhofflimmern zu verdünnen. Dadurch sinkt die Zahl der Schlaganfälle deutlich.

Ausgehend von dieser Erfolgsgeschichte, erweitert sich das Spektrum der Therapien, die eine Blutverdünnung benötigen, von Jahr zu Jahr. Beinvenenthrombosen, Lungenembolien, Stents im Herzen und in Beinarterien, künstliche Herzklappen und unzählige weitere Diagnosen und Therapien indizieren eine therapeutische Blutverdünnung. Dazu kommen prophylaktische Therapien bei bettlägerigen oder postoperativen Patienten oder bei Unfallpatienten, die einen Gips tragen müssen. Niemand wäre vor vierzig Jahren auf die Idee gekommen, das Blut eines Gipspatienten zu verdünnen. Dafür gibt es auch weniger gipsbedingte Thrombosen als vor vierzig Jahren.

Ein besonderer Aspekt der Blutverdünnung ist, dass viele Medikamente blutverdünnende Nebenwirkungen entwickeln. Auch rezeptfrei erhältliche pflanzliche Arzneimittel können die blutverdünnende Wirkung anderer Medikamente verstärken. Seriöse Schätzungen gehen davon aus, dass rund fünf Prozent der stationären Aufnahmen auf Abteilungen für Innere Medizin auf Medikamentenwechselwirkungen und Nebenwirkungen zurückzuführen sind.

Laut einem Bericht der Süddeutschen Zeitung vom 17. Mai 2010 bestätigt das Bundesinstitut für Arzneimittel und Medizinprodukte diese Größenordnung. Weiter heißt es: »Das wären bis zu 300.000 Fälle im Jahr. Nach Einschätzung des Bremer Gesundheitsforschers Gerd Glaeske werden jährlich 16.000 bis 25.000 Todesfälle durch Neben- und Wechselwirkungen verursacht. Exakte Zahlen gibt es nicht.«[10] Mit Bestimmtheit sagen lässt sich allerdings, dass die Blutverdünnung bei vielen dieser Todesfälle eine nicht zu vernachlässigende Rolle spielt. Intensivmediziner bestätigen, dass Blutungen des Magen-Darm-Trakts ganz oben auf der Liste der tödlichen Therapiekomplikationen stehen.

Niemand stellt die Frage, wie viele Patienten verbluten, während andere länger leben. Es gibt keine speziellen Studien, die sich mit dem Thema befassen. Unter anderem auch deshalb, weil innere Blutungen als Todesursache nur selten erfasst werden. Um mehr als eine grob geschätzte Dunkelziffer der Verbluteten zu erheben, müsste jeder verstorbene Mensch obduziert werden. Das ist derzeit weder finanziell noch von den ärztlichen Ressourcen her möglich. Somit gibt es auch keine verlässliche Antwort auf die Frage, wie groß der Nutzen der blutverdünnenden Medikamente im Vergleich zum Schaden ist, den sie anrichten.

Nicht jede Blutung äußert sich in Nasenbluten oder blauen Flecken auf der Haut. Es gibt auch innere Blutungen. Diese sind für den Patienten oft nicht wahrnehmbar. Vor allem, wenn sie über einen längeren Zeitraum stattfinden. Wir sprechen von sogenannten Sickerblutungen. Chronische Blutungen im Magen-Darm-Trakt bleiben oft unbemerkt. Erst Symptome wie Schwindel, Blässe, Müdigkeit und kalter Schweiß führen den Patienten zum Arzt. Manchmal zu spät.

Blutverdünnende Therapien können Subduralhämatome (Einblutungen zwischen harter und weicher Hirnhaut), wie sie bei alten Menschen häufiger vorkommen, auslösen, verlängern und die Folgen von Schlaganfällen verschlimmern.

Gerinnungshemmende Therapien werden auch zur Verhinderung von ischämischen Schlaganfällen eingesetzt, die aufgrund von verstopften Blutgefäßen auftreten. Je dünner das Blut, umso leichter kann es Engstellen im Gefäßsystem passieren. Aber das kann seinen Preis haben. Hämorrhagische Schlaganfälle, bei denen Blut – zum Beispiel im Rahmen von Bluthochdruckkrisen – durch ein Gefäßleck direkt in das Gehirn austritt, können eine Nebenwirkung dieser Behandlungen sein. Dieselbe Blutverdünnung verhindert auf der einen Seite mangelnde Gehirndurchblutung, begünstigt aber auf der anderen Seite Massenblutungen.

Die veröffentlichten Statistiken sprechen eine klare Sprache zugunsten dieser evidenzbasierten Therapien. Tatsächlich wird ein Großteil der Patienten von der Therapie profitieren, aber eine nicht zu vernachlässigende Zahl von Patienten wird durch die Therapie einen Schaden erleiden.

Daher stellt sich die Frage, ob eine Blutverdünnung, wie sie durch konsequentes Trinken von ausreichend Wasser zu erreichen wäre, wirklich wissenschaftlich totgeschwiegen werden muss, bloß weil mit Wasser kein Geld zu verdienen ist. Begleitet von Maßnahmen im Bereich der Ernährung und des Lebensstils, die eine Neigung zur Entstehung von Blutgerinnseln deutlich vermindern können, ist ausreichende Flüssigkeitszufuhr ein Muss für ein Lebewesen, das zu siebzig Prozent aus Wasser besteht. Die Dilemmata rund um die Blutverdünnung – Schlaganfall oder Verbluten, ischämischer oder hämorrhagischer Schlaganfall – sind jedenfalls oft nur scheinbare.

Ein Oberschenkelhalsbruch mit seinen Komplikationen läutet bei vielen hochbetagten Patienten das Ende des Lebens ein. Eine rasche operative Versorgung mit unmittelbar anschließender Mobilisation ist für das Überleben entscheidend. Jeder zugewartete Tag vergrößert das Risiko eines vorzeitigen Ablebens. Unfallchirurgen sehen sich aufgrund verlängerter Gerinnungszeiten häufig nicht in der Lage, die operative Versorgung solcher Schenkelhalsbrüche zeitnah in

Angriff zu nehmen. Die Gefahr komplexer Blutungen ist zu groß. Tagelang müssen sie auf die Normalisierung der Gerinnungswerte warten. Während dieser Zeit bauen bettlägerige Patienten bedeutende Anteile ihrer Muskelmasse ab und sind besonders anfällig für Lungenentzündungen und andere Infektionen. Die Mobilisierung nach der OP gelingt oft nicht mehr. Die Wartezeit bedeutet außerdem, dass an der Bruchstelle entzündliche Prozesse einsetzen, die die Erfolgschancen der chirurgischen Intervention vermindern. Was nützt es aber, keinen Schlaganfall erlitten zu haben, wenn die Patienten dafür an den Folgen eines Schenkelhalsbruchs versterben?

ACHTUNG!

Falls Sie eine blutverdünnende Therapie benötigen, sollte Ihr Arzt diese von Zeit zu Zeit auf ihre Kompatibilität mit Ihrer Gesamtlebenssituation überprüfen. Eine solche Evaluierung beinhaltet nicht nur die Überprüfung von Medikamentenwechselwirkungen, sondern auch die häusliche Umgebung. Teppichvorleger werden oft zur tödlichen Falle für alte, gehbehinderte und blutverdünnte Patienten.

Vor allem bei älteren Patienten mit erhöhter Sturzneigung und damit einhergehender Gefahr, sich Knochen zu brechen, ist eine Blutverdünnungstherapie fragwürdig. Dies gilt umso mehr für demente Patienten, weil medikamentöse Demenztherapien mit erhöhtem Risiko für Schwindel, Muskelschwäche, Müdigkeit und damit erhöhter Sturzgefahr verbunden sind.

Selbst als harmlos eingestufte pflanzliche Präparate wie Kamille, Knoblauch, Ginkgoextrakte oder Johanniskraut können die blutverdünnende Wirkung von Aspirin, Clopidogrel, Warfarin und Phenprocoumon verstärken. Sprechen Sie mit Ihren Ärzten regelmäßig über Präparate, die Sie abseits der Standardmedikation zu sich nehmen.

Nicht zuletzt sollten Sie bedenken, dass der Körper zu zwei Dritteln aus Wasser besteht. Regelmäßige Flüssigkeitszufuhr verdünnt das Blut und verbessert seine Fließeigenschaften. Das Trinken von Wasser ist somit eine nebenwirkungsarme, vorbeugende Therapie, wenn Sie sich vor Blutgerinnseln schützen wollen.

STERBEN KARZINOMPATIENTEN TROTZ CHEMOTHERAPIE ODER AN DER CHEMOTHERAPIE?

Jeder dritte Österreicher stirbt an einem Karzinom. Die Neuerkrankungsraten steigen mit zunehmendem Lebensalter an. Damit ist Krebs aus der Sicht der Onkologen die Todesursache Nummer eins. Die Chemotherapie wird zur evidenzbasierten, standardisierten Therapie Nummer eins. Behandelt wird nach Schemata und Studienergebnissen. Die Individualität des Patienten rückt in den Hintergrund. Die Gesellschaft ist bereit, astronomische Summen für minimale Zeitspannen von Lebensverlängerung auszugeben. Lebensqualität ist keine onkologische Dimension. Das schafft Konfliktpotenzial. Trotz gewaltiger Fortschritte in der Tumormedizin kann die Medizin den Tod nicht verhindern. Manchmal beschleunigt sie das Sterben sogar.

Herr Borgward sagt: »Jeder Tag ist ein Geschenk.« Der Satz begleitet ihn seit 43 Jahren. Herr Borgward ist kein großer Redner. Weitschweifige Formulierungen sind ihm zuwider. Zur Beschreibung seiner Befindlichkeit bevorzugt er Aphorismen und kurze Aussagen.

»Einen feschen Kerl verdirbt nichts.« Dieser Satz beschreibt ihn seiner Meinung nach am besten. Der Satz stammt von seinem Großvater. Der war ihm wichtig. Weil er die Rolle des Vaters übernommen hatte, als dieser bei einem Unfall starb.

Der Ausspruch über die geschenkten Tage ist die erste Lebensweisheit, die er nicht vom Großvater mitbekommt. Dazu führt ein einschneidendes Ereignis.

Herr Borgward ist 33 Jahre alt, als sich sein Leben über Nacht verändert. Ohne dass er ein genaues Datum, ein bestimmtes Ereignis oder eine besondere Mahlzeit hätte benennen können, bemerkt Herr Borgward, dass sein Stuhl feuchter ist als sonst. Aber vielleicht bildet er sich das auch nur ein. Zu sonderbar scheint die Beobachtung. Zunächst denkt er sich nichts dabei.

Die Veränderung bleibt.

Mit 27 Jahren hat er die Tochter eines Fabrikanten geheiratet. Sie hatten sich beim Studium der Wirtschaftswissenschaften kennengelernt. Er ist der perfekte Schwiegersohn. Loyal und fleißig. Seine Ideen zum Vertrieb der Karteisysteme, die die Fabrik herstellt, sorgen für eine gute Position der Firma auf dem Markt. Zwei Kinder hat ihnen das Leben bereits geschenkt, ein drittes ist unterwegs. Die junge Welt ist in Ordnung.

Wahrscheinlich handelt es sich nur um eine vorübergehende Verdauungsstörung. Eine der großväterlichen Lebensweisheiten lautet: »Ist es von selber gekommen, so wird es auch von selber wieder gehen.« Bis jetzt hat das immer gestimmt. Also gibt es keinen Grund zur Beunruhigung.

Der Stuhl bleibt feucht.

Als aufgrund einer Darmspiegelung klar wird, was zur flüssigen Entleerung des Mastdarms führt, ist der Krebs bereits weit fortgeschritten.

Innerhalb von zehn Tagen wird Herr Borgward operiert. Die Chirurgin entfernt vierzig Zentimeter vom Dickdarm sowie jenen Anteil der Harnblase, der von den Krebszellen befallen ist. Die Operation dauert fünf Stunden.

Anschließend liegt Herr Borgward neun Tage auf der Intensivstation, meistens im Dämmerschlaf.

In einem der Momente, während derer er ansprechbar ist, sagt die operierende Chirurgin: »Herr Borgward, ab jetzt ist jeder Tag ein Geschenk.«

Zum Zeichen, dass er verstanden hat, nickt er.

Dann sagt sie noch: »Einen künstlichen Darmausgang konnten wir Ihnen vorerst ersparen.«

Herr Borgward fügt sich ohne Auflehnung in sein Schicksal. Nach der Entlassung aus dem Krankenhaus wiegt er nur noch 51 Kilogramm.

Bei der ersten Kontrolle 14 Tage später ist seine Frau dabei. Zu ihr sagt die Ärztin: »Genießen Sie jeden Tag mit Ihrem Mann, füttern Sie ihn gut und freuen Sie sich über jedes Jahr, das Sie noch gemeinsam erleben können.«

Wenige Tage oder einige Jahre? Nach dieser Aussage ist Frau Borgward nicht mehr sicher, ob das Kind in ihrem Bauch seinen Vater überhaupt kennenlernen wird. Ein abruptes Ende ihres Lebensplans. In Gedanken malt sie sich aus, wie sie ohne ihren Mann die drei Kinder großziehen wird.

Herr Borgward hat keine Bedenken. Er ist die Ruhe in Person und sagt, wie üblich mit den Worten seines Großvaters: »So schnell wird nicht gestorben.«

Als seine Frau ihm ihre Ängste anvertraut, fragt er mit einem schelmischen Grinsen: »Bin ich schon gestorben?«

Aus Sorge um sein Leben bekocht und verwöhnt Frau Borgward ihren Mann, wie die Ärztin ihr geheißen hat. Innerhalb von drei Monaten nimmt er zwanzig Kilogramm zu.

Das Essen schmeckt ihm. Jeden Tag kontrolliert er Stuhl und Harn, wie er es im Krankenhaus gelernt hat. Vier Monate nach der Operation wird er zum dritten Mal Vater.

Er kehrt in sein Büro zurück. Langsam stellt sich ein neuer Alltag ein. Jeder Tag Normalität drängt die Diagnose Krebs etwas weiter in den Hintergrund.

Die Worte seiner Ärztin hallen allerdings nach. Herr Borgward betrachtet jeden Tag als ein Geschenk.

Auf seinen Bauch will er nicht angesprochen werden. »Man muss nicht alles bereden.« So hatte der Großvater sein häufiges Schweigen begründet.

Die Kinder wachsen heran, und die Borgwards sind eine Familie wie andere auch.

Die Chirurgin sagt: »Herr Borgward, es genügt, wenn Sie ab jetzt nur noch einmal jährlich zur Nachsorgeuntersuchung kommen. Ich glaube, wir haben den Krebs besiegt.«

Sechs Jahre später, als der jüngste Sohn in die Schule kommt, meldet sich die Erkrankung zurück. Blähungen und Bauchschmerzen führen Herrn Borgward zur Dickdarmspiegelung und anschließend auf den OP-Tisch.

Die Chirurgen entfernen weitere 25 Zentimeter vom Dickdarm.

Wieder können sie ihm einen künstlichen Ausgang ersparen.

Wieder erholt sich Herr Borgward.

Wieder ist er mit einem blauen Auge davongekommen.

Weil die Krebszellen nicht über das entfernte Darmstück hinaus verteilt sind, ist eine Chemotherapie nicht notwendig.

Auf Anraten seiner Chirurgin beginnt er eine Misteltherapie. Drei Mal in der Woche verabreicht er sich selbst die kleine Injektion in die Bauchdecke. Diesmal, so Herr Borgwards fester Wille, soll die Krankheit nicht wiederkommen. »Wir haben den Krebs einmal besiegt, diesmal machen wir endgültig Schluss mit ihm.«

Die Chirurgin lächelt.

Herr Borgward sagt: »Ich werde Sie zu meinem hundertsten Geburtstag einladen.«

Sie nickt und meint: »Na, lassen wir uns überraschen.«

In den ersten Jahren nach dem Rezidiv lässt er alle sechs Monate eine Dickdarmspiegelung durchführen. Pünktlich zum Ende eines jeden dritten Monats besucht er seinen Hausarzt zur vorgesehenen Laborkontrolle. Eine vierteljährliche Ultraschalluntersuchung komplettiert das Programm. Wer hat schon das Glück, dem Tod ein zweites Mal von der Schaufel gesprungen zu sein. »Vorsicht ist besser als Nachsicht.«

Herr Borgward baut ein Haus, damit jedes der drei Kinder ein eigenes Zimmer haben kann. Wieder ist der Alltag zurückgekehrt. Öfter als zuvor hört seine Umgebung den Satz: »Jeder Tag ist ein Geschenk.«

Nach dem Tod des Schwiegervaters übernimmt Herr Borgward gemeinsam mit seiner Frau die Leitung der Fabrik.

Die Jahre vergehen.

Die Kinder wachsen heran.

Die Laborwerte sind in Ordnung, die Ultraschallbefunde unauffällig. Herr Borgward vergisst die Narben an seinem Bauch und den Krebs. Die Koloskopien werden zur Routine, ihre Besprechung wird zum Ritual.

»Herr Borgward, ich freue mich, Ihnen sagen zu dürfen, dass in Ihrem Darm alles in Ordnung ist.«

Mit einem süffisanten Lächeln im Gesicht sagt Herr Borgward: »Nichts anderes habe ich mir erwartet.« Oder: »Bei meinem Phlegma hat der Krebs ja keine Chance.« Dabei fällt ihm jedes Mal ein Stein vom Herzen.

In den 1990er-Jahren wird das wirtschaftliche Umfeld schwieriger. Elektronische Datenbanken ersetzen zunehmend Archivierungssysteme in Metallkästen mit Auszügen. Die Vertreter klagen über mangelnde Aufträge. Bei manchen Kunden muss Herr Borgward selbst vorstellig werden, um einen nächsten – und immer öfter einen letzten – Auftrag zu ergattern. »Ihre Ablagesysteme sind ausgezeichnet, aber seit wir die EDV im Hause haben, gibt es immer weniger Papierakten.«

Herr Borgward scheut die Herausforderung nicht. Noch nie hat er so viel Zeit im Büro verbracht. Vis-à-vis von seinem Schreibtisch hängt in einem schwarzen Rahmen das Bild des verstorbenen Schwiegervaters an der Wand. Sein Blick ist ermahnend.

Nur der Kalender auf Herrn Borgwards Schreibtisch erinnert ihn an den vorgesehenen nächsten Arztbesuch und somit an die beiden Operationen und das wiedergeschenkte Leben.

Mit persönlichem Einsatz kann er die Ausfälle bei den Aufträgen einigermaßen wettmachen. Er arbeitet Tag und Nacht. Die Fabrik vereinnahmt ihn zunehmend. »Es ist keine Zeit«, wird seine häufigste Antwort auf Fragen abseits der Arbeit.

Erste Abstriche macht Herr Borgward bei den Dickdarmspiegelungen. Seine Chirurgin ist in Pension gegangen. Damit fällt der Druck des nächsten Termins weg. Er reduziert die Frequenz der Untersuchung auf einmal jährlich. Das muss genügen. Es gibt viel Wichtigeres zu tun. Vielleicht kann die Fabrik noch zumindest eines der Kinder ernähren.

Herr Borgward bemerkt, dass die Laborwerte auch in Ordnung sind, wenn er sie nur noch alle sechs Monate kontrollieren lässt. Seinem Hausarzt sagt er: »Jetzt ist die letzte Operation schon so lange her und es ist immer alles in Ordnung.«

Der Hausarzt ist nicht begeistert.

»In meinem Alter wächst der Krebs nicht mehr so leicht«, argumentiert Herr Borgward.

»Sie sollten trotzdem wieder einmal eine Koloskopie machen«, mahnt der Arzt.

»Nächstes Jahr wird auch noch früh genug sein.«

Inzwischen sind die Kinder erwachsen und haben selbst Familien gegründet. Die Fabrik kann keines von ihnen ernähren. Die Datenbanken haben endgültig gesiegt. Der Fabrik trauert Herr Borgward nicht nach. Er freut sich über die ersten Enkelkinder und hat endlich Zeit für seine Oldtimer. In der Pension hat er keinen Kalender mehr auf dem Schreibtisch. Irgendwann vergisst er die Termine und die Krankheit.

Der Hausarzt hat bereits aufgehört, Kontrolluntersuchungen einzufordern. Er glaubt selbst an die Heilung.

Herr Borgward ist inzwischen 76 Jahre alt. Seine Besuche in der Ordination sind selten geworden.

Bei einem seiner sporadischen Besuche sagt er ganz nebenbei zu seinem Hausarzt: »Herr Doktor, bei Gelegenheit operieren Sie mir bitte eine Talgdrüse aus der Bauchdecke.«

Keiner der beiden denkt an etwas Böses. Sie vereinbaren einen Termin. Zwischen den beiden Männern hat sich über all die Jahre ein freundschaftliches Verhältnis entwickelt.

Vor dem Setzen der Lokalanästhesie tastet der Arzt routinemäßig die Bauchdecke ab. Da kommen ihm erste Zweifel an Herrn Borgwards Diagnose. Entzündete Talgdrüsen sind gut abgrenzbar. Die Geschwulst in Herrn Borgwards Bauchdecke ist zwar klein, aber weder abgrenzbar noch verschieblich.

»Herr Borgward, ich glaube, wir sollten vor dem Eingriff einen Ultraschall machen.«

»Ach, schneiden Sie es einfach heraus. So groß ist es ja auch wieder nicht.«

Der Hausarzt gibt nicht nach.

Herr Borgward fügt sich widerwillig. »Wenn Sie unbedingt wollen.«

Am Befund steht unter anderem: »... malignomsuspekte Strukturen«.

Herr Borgward fragt: »Was bedeutet das?«

»Das bedeutet, dass wir eine Computertomografie veranlassen werden.«

»Wenn Sie das sagen, machen wir das.« Mit einem Augenzwinkern fügt er hinzu: »Glauben Sie mir, ich hab nichts Schlimmes.«

Die Computertomografie bestätigt den Verdacht. Das Bauchfell ist voller Metastasen.

In der Dickdarmspiegelung zeigt sich ein riesiger Rezidivtumor.

Wieder fügt sich Herr Borgward in sein Schicksal. Ohne Aufregung sagt er: »Na gut, dann werden wir eben ein drittes Mal operieren.« Herr Borgward will hundert Jahre alt werden. Er wird im nahe gelegenen Schwerpunktkrankenhaus vorstellig.

Der junge Onkologe nickt mit dem Kopf. »Wir werden mit einer Chemotherapie den Tumor und die Metastasen verkleinern und später operieren.«

Herr Borgward hat mit einer sofortigen Operation gerechnet.

Der Onkologe erkennt die Zweifel im Gesicht seines Patienten. »Herr Borgward, in den letzten 45 Jahren hat sich in der Medizin vieles verändert. Wir haben mit der neoadjuvanten Chemotherapie gute Erfahrungen. Glauben Sie mir, diese Vorgehensweise wird in Ihrem Fall das Beste sein.«

Herr Borgward denkt nach. Er sagt: »Einverstanden, dann werde ich den Krebs eben auf Ihre Weise besiegen.«

An ein mögliches Ende seines Lebens denkt er nicht.

Diesmal ist alles anders.

Von Anfang an spielt die Niere nicht mit. Schon der erste von drei geplanten Zyklen der Chemotherapie muss unterbrochen werden, um die Nierenfunktion wieder zu korrigieren. Drei Tage Spital, drei Tage Infusionen. Dann sind die Elektrolyte wieder normal. Die Chemotherapie kann fortgesetzt werden.

Herr Borgward verliert Haare und Appetit.

»Herr Doktor, warum kann ich nicht operiert werden?«

»Herr Borgward, Ihr Krebs ist zu weit fortgeschritten, wir müssen zuerst die Metastasen verkleinern.«

Der Weg zur ersehnten Operation führt nur über die Chemotherapie. Widerwillig akzeptiert Herr Borgward, dass diese Behandlungsstrategie nicht verhandelbar ist.

Die zweite Chemotherapie verläuft nicht besser als die erste. Übelkeit und Brechreiz setzen bereits ein, während die heilende Flüssigkeit in seinen Körper tropft. Diesmal kommt es auch zu einem Abfall der Zahl der weißen Blutkörperchen. Die täglichen Blutproben zeigen ein massives Ansteigen der Entzündungswerte. Die Fahrten mit dem Rettungsauto ins Krankenhaus und zurück nach Hause werden zur Qual.

Herr Borgward verliert laufend Gewicht. Besuch ermüdet ihn schnell. Seine Nagelplatten entzünden sich. Selbst die Berührung mit der Bettdecke schmerzt. Wieder versagen die Nieren ihren Dienst. Beine und Füße sind angeschwollen. Schuhe und Socken sind zu eng. Den ganzen Tag döst er vor sich hin.

Herr Borgward wird erneut im Krankenhaus aufgenommen. Das Ziel der Operation scheint in weite Ferne zu rücken. Haut und Schleimhäute brennen wie Feuer. Das Schlucken schmerzt. Sein Gesicht wird schmal, das Gehen fällt ihm schwer. Die Chemotherapie wird wieder unterbrochen. Infusionen mit Elektrolyten und Vitaminen sollen seinen Körper wieder in Ordnung bringen.

Ein paar Tage vor Weihnachten wird Herr Borgward nach Hause entlassen. Nach den Feiertagen soll die Behandlung im Krankenhaus fortgesetzt werden.

»Daheim können Sie sich besser erholen.«

Von »in Ordnung« ist sein Zustand allerdings weit entfernt.

Seine Frau holt ihn ab. Sie fragt den behandelnden Arzt: »Wie geht es meinem Mann?«

»Der Krebs bei Ihrem Gatten ist leider weit fortgeschritten. Ich kann Ihnen derzeit nicht garantieren, dass wir ihn mit der Behandlung retten können.«

Statt sich zu Hause zu erholen, verschlechtert sich sein Zustand von Tag zu Tag. Am Heiligen Abend schleppt sich Herr Borgward mit letzter Kraft zum Tisch und isst zwei Löffel einer lauwarmen Suppe. Seine Hände zittern.

Dann legt er sich nieder und kann nicht mehr aufstehen.

Frau Borgward ruft den Hausarzt.

»Ich glaube, mein Mann wird die Feiertage nicht überleben.«

Herr Borgward hat seine Stimme verloren. Er flüstert matt: »Noch eine Chemotherapie überlebe ich nicht.«

Der Hausarzt ist entsetzt.

Herr Borgward ist zum Skelett abgemagert. Sein Gesicht ist grau und fahl. Das Gebiss scheint im eingefallenen Mund keinen Platz zu finden, die glanzlosen Augen liegen tief in ihren Höhlen. Überall löst sich die Haut von Herrn Borgwards Körper. Bei der Inspektion der Mundhöhle fällt dem Arzt auf, dass die Schleimhäute zerfetzt und blutig sind.

Der Puls ist flach und deutlich zu schnell. Der Patient reagiert nur mit größter Anstrengung auf Fragen. Der Blutdruck ist kaum messbar. Immer wieder schläft er während der Untersuchung ein. Manchmal gibt er unkontrollierte Schmerzäußerungen von sich.

Frau Borgward schaut den Hausarzt fragend an.

Der sagt: »Frau Borgward, ich glaube, Ihr Mann stirbt an der Therapie, nicht an der Krankheit.« Er macht eine nachdenkliche Pause. »Die ganzen letzten Monate hat sich der Zustand Ihres Mannes nicht so sehr verschlechtert wie in den letzten zwei Wochen.«

Mit der rechten Hand umfasst der Hausarzt das abgemagerte Handgelenk von Herrn Borgward. Die Berührung scheint diesen zu beruhigen. An Frau Borgward gerichtet sagt er: »Ich rufe einmal im Krankenhaus an.«

Nach etlichen Versuchen gelingt es ihm, den behandelnden Onkologen im Dienst zu erreichen.

»Herr Kollege, ich habe nur wenig Zeit, unsere Station ist wegen der Weihnachtsfeiertage unterbesetzt.«

In kurzen Worten schildert der Hausarzt sein Anliegen. »Ja, ich kann mich an Herrn Borgward erinnern, Sie wissen ja, Herr Kollege, dass der Krebs weit fortgeschritten ist. Ich glaube nicht, dass wir Ihrem Patienten weiterhelfen können. Aber wenn Sie zu Hause nicht zurechtkommen, können Sie ihn herschicken.« Nach diesen Worten legt der Fachmann auf.

Der Hausarzt will nicht aufgeben. Er will nicht hinnehmen, dass Herr Borgward sterben muss. Zur Gattin des Patienten sagt er: »Viel Zeit haben wir nicht mehr.«

Herr Borgward liegt teilnahmslos im Bett.

Der Hausarzt weiß: Er braucht für Herrn Borgward einen Platz in einem Krankenhaus. Allerdings nicht mehr auf der Onkologie. Aber wer wird einen Sterbenskranken mitten in den Weihnachtsfeiertagen aufnehmen? Wer wird die Einschätzung, dass die Therapie den Patienten umbringt, teilen und mitverantworten wollen? Er denkt an einen vertrauten Kollegen. »Ich habe einen Studienfreund, der ist Primar an einer orthopädischen Abteilung. Er wird mir zumindest zuhören – und vielleicht kann er uns helfen.«

Die gegenseitige Sympathie der beiden Ärzte hat ihren Ursprung in der Bibliothek der Alma Mater im ersten Semester des gemeinsamen Medizinstudiums vor mehr als vierzig Jahren. Sie haben sich beim Pauken von Anatomie und Chemie kennengelernt. In jugendlichem Übermut ist während der Lernpausen ihr Wahlspruch entstanden: »Wir lieben die Medizin und nicht die Menschen.«

Vierzig Jahre haben diesen Wahlspruch in sein Gegenteil verkehrt.

Trotz des Feiertages und des Familienfestes bei ihm zu Hause nimmt sich der Kollege Zeit.

»Wenn du wirklich glaubst, dass es die Chemotherapie ist, dann werde ich ihn parenteral ernähren. Ich denke, du hast recht. Wir sollten ihm die Chance geben.« Nach ein paar privaten Worten sagt er abschließend: »Steck ihn in ein Rettungsauto. Bis er bei uns ist, habe ich meinen Oberärzten Bescheid gegeben. Wir werden alles versuchen.«

Drei Stunden später liegt der komatöse Krebspatient auf der orthopädischen Abteilung. Im OP ist schon alles zur Implantation des zentralen Venenzugangs vorbereitet.

Herr Borgward bekommt von alledem nichts mehr mit. Schon längst hat das Sterben eingesetzt.

Ein junger Stationsarzt sagt: »Was ist dem Chef da eingefallen!«

Niemand glaubt, dass Herr Borgward überleben wird.

Mit einem Schulterzucken implantiert die Anästhesistin den angeforderten Venenkatheter. »Ob das wirklich noch hilft?« Zur Sicherheit legt sie noch einen Verweilkatheter in die Harnröhre. Dann wird das Bett mit dem schlafenden Herrn Borgward auf die orthopädische Station zurückgeschoben.

Er kommt in ein Zweibettzimmer. Das zweite Bett bleibt auf Anordnung des Primars leer. Tag und Nacht wird Herr Borgward mit einer hochkalorischen Flüssigkeit infundiert.

Nach drei Tagen schlägt er zum ersten Mal die Augen auf. Über sich sieht er zwei riesige Plastikbeutel mit grauem Inhalt. Aus denen tropft unablässig Eiweißlösung in seinen abgemagerten Körper. Nur langsam realisiert Herr Borgward seine Lage. Am Fußende des Krankenbettes nimmt er Gesichter aus seiner Familie wahr. Nicht richtig orientiert fragt er: »Was macht denn ihr da?«

In kleinen Etappen kehrt sein Bewusstsein zurück. Er kann nicht glauben, dass er dem Tod schon so nahe war. Zwischen kurzen Gesprächsfetzen schläft er gleich wieder für mehrere Minuten ein.

Von Tag zu Tag verbessert sich sein Zustand.

Eine Woche später sitzt Herr Borgward am Krankenbett und lässt die Beine baumeln. Überall führen Schläuche in und aus seinem Körper. Er grinst und zerdrückt mit der Gabel eine Banane. In zwei Stunden, wenn der Brei braun geworden ist, wird er sie essen. »Ich muss wieder zu Kräften kommen, damit sie mich operieren.« Zum ersten Mal seit Wochen witzelt er wieder: »Wie soll ich sonst meinen Hunderter feiern?«

Der Primar sagt: »Die Behandlung von Krebs ist zwar nicht mein Fachgebiet, aber ich würde Ihnen dringend von einer weiteren Chemotherapie abraten.«

Herr Borgward nickt. »Ja, umbringen lassen will ich mich wirklich nicht.«

Die beiden Männer verstehen sich.

Der Primar bekommt von Frau Borgward eine selbstgebackene Sachertorte. Drei Wochen später bekommt er außerdem eine schriftliche Ermahnung von der Krankenhausdirektion. Die Beamten verstehen nicht, warum die orthopädische Abteilung einen Patienten mit Knorpelschäden an beiden Knien mit teuren intravenösen Nährstoffen versorgt.

Zum Hausarzt sagt der Primar: »Den Gefallen war ich uns schuldig. Vielleicht lieben wir ja doch die Menschen mehr als die Medizin? Jetzt schau, dass er schnell operiert wird, und halt ihn von weiteren Chemotherapien fern.«

Einen Monat später wird Herr Borgward operiert. Von seinem Darm bleibt nichts mehr übrig.

Er bekommt einen künstlichen Ausgang.

Es dauert Wochen, bis sein Körper lernt, ausreichend Flüssigkeit und Nahrung zu behalten. Immer wieder benötigt Herr Borgward Infusionen. Aber es gelingt ihm, auch ohne Darm zu überleben. »Habt ihr etwas anderes erwartet?«

Nach einem Jahr hat er wieder sein altes Körpergewicht erreicht. Er isst so viel wie nie zuvor. Und doch ist es gerade genug.

Über den künstlichen Ausgang sagt er nur: »Immerhin ist mir der 43 Jahre lang erspart geblieben.« Mehr sagt er nicht und freut sich über das zurückgewonnene Leben.

Herr Borgward sagt: »Jeder Tag ist ein Geschenk.«

Der Satz begleitet ihn seit 43 Jahren.

Er lebt ihn bis heute.

Hintergrund:

Noch nie wurden so viele Chemotherapien verabreicht wie in unseren Tagen. Die demografische Entwicklung lässt das Durchschnittsalter der Bevölkerung auf neue Höchstwerte ansteigen. Ein höheres Lebensalter bedeutet eine höhere Wahrscheinlichkeit, an Krebs zu erkranken. Gleichzeitig werden die schädigenden Umwelteinflüsse und die karzinogenen Verbindungen, denen wir im Alltag ausgesetzt sind, nicht weniger.

Krebs boomt.

Der Anstieg der Häufigkeit von Krebserkrankungen bei einer zunehmend alternden Bevölkerung spiegelt sich im Output der pharmakologischen Unternehmen wider. Selbstverständlich konzentriert sich die Pharmaindustrie auf diese erfolgversprechenden Therapiegebiete mit ungedecktem medizinischen Bedarf. Etwa ein Viertel der jährlich neu zugelassenen Wirkstoffe ist für die Behandlung von Krebs vorgesehen.[11]

Neuartige Untersuchungsmethoden und erhöhte Untersuchungsfrequenzen führen zu häufigeren Diagnosen im Frühstadium der Erkrankung. Die häufigsten Krebsarten bei Frauen sind Brustkrebs, Darmkrebs und Lungenkrebs, während bei Männern Prostatakrebs an erster Stelle steht, gefolgt von Darmkrebs und Lungenkrebs.

Während Männer in der westlichen Welt immer weniger rauchen und damit auch die Zahl der Lungenkrebsfälle zurückgeht, ist der stark gestiegene Tabakkonsum bei Frauen für die vermehrte Inzidenz von Lungenkrebs in der weiblichen Bevölkerung verantwortlich. Weltweit gelingt es Onkologen, immer mehr Menschenleben zu retten. Die Fünf-Jahres-Überlebensrate steigt bei den häufigsten Karzinomen kontinuierlich an.

Das bedeutet auch mehr Therapien. Mehr verabreichte Behandlungszyklen bedeuten mehr Umsatz für die Pharmaindustrie. Allein die zehn umsatzstärksten Krebsmedikamente haben im Jahr 2018 den Pharmakonzernen weltweit einen Umsatz von über fünfzig Milliarden US-Dollar beschert.[12]

Chemotherapeutika sind Hochpreismedikamente. Es locken gewaltige Umsätze. Innerhalb und außerhalb der Konzerne. Regelmäßig erschüttern finanzielle Skandale rund um das Geschäft mit Zytostatika das Vertrauen der Patienten in den Medizinbetrieb. Wenige Bereiche der Medizin sind aus Patientensicht so sensibel wie die Onkologie. Eine Krebsdiagnose ist immer mit Todesangst verbunden.

Welche Auswirkungen das Geschäftsmodell Onkologie auf die Studienlage hat, lässt sich allenfalls erahnen. So gut wie alle Untersuchungen zur Therapieoptimierung haben ein Naheverhältnis zur Pharmaindustrie. Für unabhängige universitäre Forschung gibt es nur eine rudimentäre öffentliche Finanzierung. Eine Win-win-Situation aus Sicht der Pharmaindustrie, der Apotheken und der Medizin. Ob wirklich alle Patienten profitieren, darf hinterfragt werden.

Die Zahl der zugelassenen Krebsmedikamente steigt ständig.

Einer der Gründe für diese Entwicklung ist die neoadjuvante Chemotherapie. Diese Behandlungsmethode soll die Tumormasse vor einer Operation verkleinern und Mikrometastasen abtöten, die herkömmliche Untersuchungsmethoden nicht erkennen können. Hat dieser Paradigmenwechsel in der Onkologie weg von der chirurgischen Intervention hin zu einem primären Einsatz von Zytostatika mit den ungeheuren Geldmitteln der pharmakologischen Forschung zu tun? Oder hätte eine unabhängige, staatlich finanzierte medizinische Forschung die gleichen Erkenntnisse und eine ähnliche Entwicklung ergeben?

Fest steht, dass die Krebstherapie gute Geschäfte verspricht.

Bei vielen onkologischen Therapien ist nicht klar erkenntlich, ob die Patienten an der Therapie oder an der Krankheit versterben. Das betrifft entweder Patienten, die ein spätes Stadium einer schon lange behandelten metastasierenden Erkrankung durchleiden, oder Patienten, bei denen der Krebs zu spät, in einem weit fortgeschrittenen Stadium diagnostiziert wurde. Ich spreche von stark abgemagerten, geschwächten, bettlägerigen und appetitlosen Menschen, die mit dem Rettungswagen zur nächsten Chemotherapie gefahren werden, weil das Behandlungsregime das so vorsieht. Ich spreche von Patienten, die aufgrund ihres hohen Alters oder anderer schwerer Erkrankungen ohnehin vor dem Ende ihres Lebens stehen.

In diesem Zusammenhang zu erwähnen sind auch die palliativen Chemotherapien. Sie sollen die Lebensqualität der Patienten verbessern, verlängern aber häufig nur das Sterben.

Die Studienlage zu Wirksamkeit und Benefit von Chemotherapien ist aus den genannten Gründen ausgezeichnet. Über die Fortschritte in der Tumortherapie müssen wir nicht diskutieren.

Wir wissen aber nicht, wie viele Menschen die Chemotherapie vorzeitig tötet. Zu diesem Aspekt der Therapie ist die

Studienlage aus den gleichen Gründen entsprechend dünn bis nicht vorhanden. Dementsprechend gibt es einstweilen auch keine andere Grundlage zur Entscheidung für oder gegen die Weiterführung einer Chemotherapie als die Statistik und den Zustand des Patienten.

Menschen mit Krebs in einem späten Stadium können mit der richtigen Entscheidung qualitativ akzeptable Lebenszeit gewinnen. Wir können davon ausgehen, dass diese Lebenszeit in den meisten Fällen eher in Monaten als in Jahren bemessen sein wird. Allerdings geht es für die betroffene Person um eine unter Umständen besonders wichtige Zeitspanne. Im Fall von Herrn Borgward sind es bis zur Drucklegung dieses Buches immerhin schon vier Jahre.

Zu oft habe ich in vierzig Jahren medizinischer Praxis erleben müssen, dass ein Weckruf beim zuständigen Tumorboard notwendig war, um Behandlungspausen beziehungsweise Behandlungsabbrüche bei Patienten nahe am Tod zu initiieren. Behandlungen nach einem fixen Schema führen prinzipiell zu höherer Sicherheit für Arzt und Patient. Dennoch: Zu häufig verschließen diese fixen Schemata den behandelnden Ärzten die Augen vor dem therapiebedingten Leiden des Patienten und schaden diesem.

Unser ärztlicher Blick hat in den letzten Jahrzehnten den Patienten und sein subjektives Befinden zunehmend aus den Augen verloren. Die Betrachtung von Laborbefunden und komplexen bildgebenden Untersuchungen ist in den Vordergrund gerückt. Wir sehen den statistischen Gewinn an Lebenszeit, aber wir ignorieren die Lebensqualität. Viele Patienten verlieren im Laufe einer onkologischen Therapie neben ihren Haaren auch ihre Fingernägel, ihre Haut und Schleimhäute, ihre roten und weißen Blutkörperchen, ihren Geschmacks- und Geruchssinn, ihren Appetit und die Fähigkeit, Flüssigkeit und Nahrung zu behalten. Wenn Patienten plötzlich und zeitnah zum Beginn einer Behandlung ihr Wohlbefinden, ihr Körpergewicht, ihre Würde und ihren Lebenswillen verlieren, dann sind das eindeutig Nebenwirkungen der Therapie und nicht der Krankheit. In solchen Fällen sollte im Einvernehmen mit dem Patienten vorerst auf einen weiteren Chemotherapiezyklus verzichtet werden. Denn er könnte tödlich sein.

Dann ist nicht nur der Krebs, sondern auch der Patient besiegt.

Der Beginn einer Chemotherapie leitet häufig einen unumkehrbaren Prozess ein. Auf einen letzten Tag eines normalen Lebens folgt ein erster Tag mit Chemotherapie.

Ab diesem Tag bleibt nichts mehr so, wie es war. Nicht immer, aber zu oft. Immer wieder steht am Ende dieser Transformation der Tod des Patienten.

Die Vehemenz, mit der körperliche und psychische Veränderungen bei geschwächten Menschen einsetzen, ist grausam. Manchmal über Nacht, manchmal innerhalb von drei Tagen und manchmal innerhalb einer Woche verändert sich das Leben von äußerlich unauffälligen Menschen auf drastische Weise. Eine wissenschaftlich präzise Vorhersage, wie die Chemotherapie wirken wird, ist im Einzelfall nicht möglich. Jeder Mensch bleibt ein genetisches Individuum mit individueller Enzymausstattung. Jeder Mensch reagiert anders.

Im Fall von Herrn Borgward hat sich im Nachhinein herausgestellt, dass ein angeborener Enzymmangel den Metabolismus des verwendeten Chemotherapeutikums massiv verlangsamt hat. Damit wurde die auf sein Körpergewicht berechnete Standarddosis zur letalen (tödlichen) Dosis. Sein gesamtes Immunsystem war lahmgelegt. Ein einfacher Gentest hätte diesen dramatischen Verlauf der Therapie im Rahmen eines ohnehin schon belastenden Krankheitsverlaufes verhindern können.

In keinem Fachbereich der Medizin liegen Angst und Hoffnung so nahe beisammen wie in der Onkologie. Viele Patienten, die ein Leben lang beteuern, sich niemals einer Chemotherapie unterziehen zu wollen, ändern in Anbetracht des nahenden Todes ihre Ansicht. Zu groß ist die Hoffnung auf ein Überleben, zu groß die Angst vor dem Tod.

Unvergesslich bleibt mir die letzte gemeinsame Mahlzeit mit einem befreundeten Kollegen. Er hatte an diesem Mittwoch bewusst zum letzten Mal ordiniert. Ein gemeinsames Abendessen, so sein Wunsch, würde dem traurigen Tag seine Bitterkeit nehmen. Es sollte seine letzte mit Freude und Appetit eingenommene Mahlzeit werden. Noch heute, Jahre später, wenn ich die Augen schließe, sehe ich seinen Gesichtsausdruck bei den an seine Gattin gerichteten Worten: »Mein Gott, wie das gut schmeckt.«

Am Donnerstagnachmittag sollte er die erste von 15 Chemotherapien erhalten. Mit einem Augenzwinkern sagt er zu mir: »Du wirst sehen, bei mir wirkt das Zeug bestimmt.«

Das hat es auch.

Nie wieder hat er mit Freude gegessen. Nie wieder hat er Freude am Leben gehabt. Nie wieder hat er mit Zuversicht gelebt, obwohl er noch drei Monate gelebt hat. Sein Pankreaskarzinom war zum Zeitpunkt der Diagnose zu weit fortgeschritten.

Drei Tage vor seinem Tod, zum Skelett abgemagert, sagt er mit gebrochener Stimme zu mir: »Wir haben beide gewusst, dass die Therapie mein Ende ist, aber ich wollte mir nicht den Vorwurf machen müssen, dass ich nicht alles versucht hätte.«

Es ist diese Mischung aus Hoffnung und Angst der Patienten, die uns Ärzte in unseren Entscheidungen zu immer waghalsigeren Therapien am Lebensende bestärken. Wir haben nichts anderes anzubieten. Und wir haben Angst, uns mit dem Tod zu beschäftigen. Wir wollen uns nicht geschlagen geben. Es ist einfacher, Patienten Hoffnung zu machen, als sie mit dem Sterben zu konfrontieren. Immer wieder beschleicht mich der Gedanke, dass die eine oder andere Chemotherapie mehr zur eigenen Beruhigung als der Heilung des Patienten dient.

Es ist die gleiche Hoffnung, die die Pharmaindustrie zum Einsatz gewaltiger finanzieller Ressourcen ermutigt, neue onkologische Behandlungen zu entwickeln und zu vermarkten. Dass sie damit ganz nebenbei gute Geschäfte macht, soll niemanden verwundern. Buhrufe in Richtung Pharmaindustrie halte ich für nicht angebracht. Immerhin ist es die Gesellschaft selbst, die das Bedürfnis nach Therapie bis zum letzten Augenblick artikuliert.

Schon öfter habe ich mir gedacht, dass nur Ärzte, die selbst eine Chemotherapie durchlitten haben, eine entsprechende Lösung anhängen dürfen. Natürlich ist mir bewusst, dass der Gedanke lächerlich ist.

ACHTUNG!

Chemotherapien sind ein unverzichtbarer Bestandteil moderner onkologischer Behandlungen. Noch nie waren die Heilungschancen bei Krebserkrankungen so gut wie in unseren Tagen. A priori auf eine Chemotherapie zu verzichten ist fahrlässig und dumm.

Wenn sich der Allgemeinzustand eines Patienten unter einer neu etablierten onkologischen Therapie schneller verschlechtert, als das auf Grund der Erkrankung zu erwarten wäre, muss die Therapie hinterfragt und erneut evaluiert werden.

Eine rechtzeitige Therapiepause kann zum Überleben des Patienten führen.

Häufig äußern Patienten den Wunsch nach einer sofortigen operativen Tumorentfernung. Die Operation kategorisch von einer zuerst durchzuführenden Chemotherapie abhängig zu machen halte ich in vielen Fällen für den falschen Weg. Er enttäuscht Patienten und wirkt sich damit negativ auf Psyche und Immunsystem aus. Jeder Arzt, der Krebspatienten behandelt, weiß, wie wichtig diese beiden Faktoren im Rahmen der Tumorbekämpfung sind. Wenn Sie als Patient denken, dass Sie vor einer Chemotherapie unbedingt operiert werden möchten, holen Sie eine zweite Meinung ein oder versuchen Sie es in einem anderen Krankenhaus. Auch wir Ärzte sollten in Erwägung ziehen, neben den Vorgaben der evidenzbasierten Medizin auf die individuellen Wünsche der Patienten einzugehen. Ein ärztlich gut begleiteter, empathisch ernst genommener Patient entwickelt erfahrungsgemäß bessere Heilkräfte als ein Patient, der lediglich eine statistische Größe ist.

Bei metastasierenden onkologischen Erkrankungen im Endstadium sollten Ärzte und Patienten einen rechtzeitigen Therapierückzug in Erwägung ziehen. In dieser Phase der Erkrankung schadet die Chemotherapie mehr, als sie nützt. Der psychische Zustand der Patienten verschlechtert sich durch die Nebenwirkungen der Therapie, ohne dass es einen organischen Nutzen gäbe.[13] Die suggerierte Hoffnung auf einen Therapieerfolg verhindert die heilende Auseinandersetzung mit dem nahenden Lebensende. Es ist Aufgabe einer humanen Medizin, das Lebensende zuzulassen. Menschen, denen Ärzte ständig ein weiteres Überleben versprechen, sind erfahrungsgemäß nicht bereit, sich mit dem Tod und dem Abschiednehmen auseinanderzusetzen. Das ist auch nicht unbedingt notwendig. Aber die Medizin sollte auch in dieser letzten Phase des Lebens ihre begleitende Hand anbieten.

Medizinische Therapie endet nicht mit dem Absetzen einer erfolglosen Therapie. Arzt sein bedeutet, den Patienten auch abseits pharmakologisch-chemischer Optionen zu behandeln und zu begleiten. Selbst wenn die Pharmaindustrie dabei leer ausgeht.

WIRKUNG UND NEBENWIRKUNG VON TRINKWASSER – EINE SCHULD DER MEDIZIN?

In den vergangenen Jahrhunderten waren Infektionen mit epidemischen Ausmaßen als Folge verunreinigten Trinkwassers an der Tagesordnung. Heute scheint das Gegenteil zum Problem zu werden. Das Bedürfnis der Gesellschaft nach Hygiene und Gesundheit wird zum Bumerang. Das Wort »Brunnenvergiftung« bekommt eine neue Bedeutung. Heilmittelrückstände gelangen in unser Wasser, ohne dass es dadurch zum Heilwasser wird.

Die Forschungsergebnisse der noch jungen Disziplin des Wassermonitorings lassen schlimmste Befürchtungen aufkommen. Womöglich wird in Zukunft ein ordentlicher Schluck Wasser genügen, um eine therapeutisch wirksame Menge von Schmerzmedikamenten, Hormonen, Antibiotika und Zytostatika zu sich zu nehmen. Medikamentenrückstände und -abbauprodukte im Grund- und Trinkwasser tragen nicht zur Gesundheit der Bevölkerung bei, sondern könnten ganz im Gegenteil Entwicklungsstörungen und Krankheiten verursachen.

Ich bin schon für vieles verantwortlich gemacht worden. Schlecht verheilte Wunden, falsch verordnete Tabletten, eine plötzlich auftretende Allergie, manchmal auch für eine Krankheit. Wenn im Medizinbetrieb etwas schiefgeht, ist der Arzt schuld.

Unsere Gesellschaft lechzt nach Schuld.

Nie ist ein Patient an einem Malheur selbst beteiligt. Weder wenn er mit einer frisch genähten Wunde zehn Minuten in der Badewanne liegt und die Nahtstelle sich anschließend entzündet, noch wenn in einem in Alkohol und Fett eingebetteten Leben die Leber irgendwann ihren Dienst versagt. Dann hat der Arzt – im ersten Fall – schlecht genäht oder – im zweiten Fall – die Leberzirrhose und ein daraus entstandenes hepatozelluläres Karzinom zu spät erkannt. Die juridische Schuldfrage ist im medizinischen Alltagsbetrieb längst wichtiger als die Frage nach der Entstehungsgeschichte einer Krankheit.

Nicht immer werde ich in der Ordination um Rat gefragt.

Manchmal genügt einfaches Zuhören, um den Patienten Klarheit über ihre Anliegen gewinnen zu lassen.

Selten erlebe ich echte Konfrontationen.

Wie mit Frau Braun.

Dabei hatte ich Frau Braun vor diesem Septembertag 2019 noch nie gesehen. Allerdings hatte ich von ihr gehört. Dass sie mir Konkurrenz mache und dass sie mit Engelskräften und anderen esoterischen Fähigkeiten Menschen von den Leiden des alltäglichen Lebens befreien könne. Angeblich hat sie deswegen auch schon Besuch von der Polizei gehabt. Solche Nachrichten werden mir immer mit einer gewissen Mischung aus Häme und Neugier überbracht. Nach dem Motto: Schauen wir einmal, wie der Doktor reagiert.

Meine Reaktion auf solche Nachrichten ist stets neutral. Medizinischer Heilneid ist mir fremd. Soll jeder heilen, der sich dazu berufen fühlt und dem die Menschen zulaufen. Jesus von Nazareth hatte auch keine medizinische Ausbildung. Trotzdem hat er, wenn wir der Bibel Glauben schenken wollen, unzählige medizinische Notfälle mit minimalem Aufwand derart effizient behandelt, dass moderne Intensivmediziner vor Neid erblassen würden.

Warnen möchte ich nur vor jenen, die behaupten, die einzig wahre Heilmethode zu beherrschen. Das sind meistens Scharlatane. Patienten sollen sich ruhig Meinungen aus verschiedenen Bereichen der Heilkunde einholen. Durch den Vergleich können sie am ehesten das finden, was ihnen hilft. Aus Sicht des Patienten hat ohnehin der recht, der geholfen hat.

Ein kühler Herbstnachmittag.

Die Sonne geht schon deutlich früher unter. Langsam werde ich müde. Ich zähle noch sieben Namen auf der Warteliste.

Nach all den Jahren macht es keinen Unterschied mehr, wer als Nächster drankommt. Mit dem Namen »Braun« verbindet mich keine berufliche Erinnerung. Aber ich erinnere mich, dass meine Assistentin mir am Vormittag zugezwinkert und gemeint hat: »Heute Nachmittag kommt ein besonderer Leckerbissen.« Ja, es gibt Patienten, mit denen es leichter geht, und solche, die für mich nicht so einfach zu behandeln sind. Ich ahne, dass Frau Braun möglicherweise jene Dame ist, über die mir mehrere Patienten schon so manches zugetragen haben. Viele Menschen im Ort bezeichnen sie als »die Wahnsinnige«, wenn sie es nicht hören kann. Ich bin gespannt, wie mein Urteil über sie ausfallen wird.

Ich öffne die Tür ins Wartezimmer und rufe Frau Braun auf.

Als Erstes fällt mir ihr verbitterter Gesichtsausdruck auf. Ihr Schritt ist trotz des deutlichen Übergewichtes forsch. Sie kommt mit ihrem Sohn. Unsicher tapst der Bub hinter ihr her. Sie vermeidet Augenkontakt. Ihr umherschweifender Blick ist streng, anklagend.

Die Stimmung ist von Anfang an frostig.

Während die beiden meinen Ordinationsraum betreten, überlege ich fieberhaft, welchen Beitrag zur schlechten Stimmung ich geleistet haben könnte. Ob ich den beiden doch schon einmal irgendwo begegnet bin und eine verletzende Bemerkung gemacht habe? Ob ich ihr vielleicht vor dem Supermarkt eine Parklücke weggeschnappt habe? So sehr ich mir den Kopf zermartere, ich finde keinen Schnittpunkt unserer Leben. Trotzdem bin ich unsicher und fühle mich reflexartig schuldig, obwohl ich mir keines Fehlverhaltens bewusst bin. Ich verfluche mein Harmoniebedürfnis.

An der Tür bleibt Frau Braun vor mir stehen, schaut an mir vorbei und streckt mir dennoch die Hand zum Gruß hin. Wir geben uns wortlos die Hand. Dem Buben nicke ich freundlich zu.

Vielleicht genügt es, dass ich ausgebildeter Schulmediziner bin. Aber was kann Frau Braun von mir wollen? Gibt es womöglich ein Problem, bei dem ihr die Engel nicht helfen können?

Ich trete einen Schritt zur Seite und lasse die beiden eintreten.

Auf den ersten ärztlichen Blick kann ich den Grund ihres Besuches nicht erkennen. Keine sichtbaren Verletzungen, keine blauen Lippen, keine Zeichen von Schmerz in den Gesichtern, keine Atemnot, keine rinnende Nase, kein entzündetes Auge, kein Verband, keine Krücken, kein Humpeln, kein Schongang. Nur dass Mutter und Sohn stark übergewichtig sind, ist auch ohne Waage, Maßband und BMI (Body Mass Index) klar erkennbar.

Also womöglich ein Wohlstandsproblem, befeuert durch soziale Isolation. Ich stelle mir die schiefen Blicke der Nachbarn wegen ihrer esoterischen Kräfte vor. Manchmal vielleicht sogar Anfeindungen. Das führt zu sozialem Rückzug und zu Frustessen. Zu viel Süßigkeiten, Disziplinlosigkeit, Langeweile, Kartoffelchips, Schokolade und Bewegungslosigkeit, Fastfood und zu langes Verweilen auf der Fernsehcouch.

Später dann Bluthochdruck, Gelenksdeformationen und Beschwerden beim Gehen und Liegen. Herzschwäche und ständig vom Schweiß aufgewetzte und entzündete Hautfalten. Irgendwann wird das übergewichtige Leben beschwerlich. Atemnot bei der kleinsten Belastung. Schlussendlich Diabetes. Als Landarzt habe ich diese Verkettung schon zu oft erlebt.

All das schießt mir durch den Kopf, während ich die Tür schließe und die beiden Platz nehmen. Die inneren Bilder entziehen sich meiner Kontrolle. Irgendein Eindruck muss ja der erste sein, irgendein Vorurteil zur Grundlage eines Urteils werden.

Ich schätze das Alter der Mutter auf vierzig Jahre, das des Sohnes auf neun. Da bin ich mir relativ sicher. Der Rest sind Vermutungen. Als Landarzt lebe ich von Vermutungen.

Frau Braun mustert meine Ordination und vermeidet weiter Blickkontakt.

Ich versuche, der schlechten Stimmung den Wind aus den Segeln zu nehmen, und frage bemüht freundlich: »Was kann ich für Sie tun?«

Ich bin auf jede Antwort vorbereitet.

Aber nicht auf eine Gegenfrage.

»Was glauben Sie denn, was Sie für mich tun möchten?« Während Frau Braun den Satz ausspricht, schaut sie mir für den Bruchteil einer Sekunde in die Augen. Herausfordernd, frech.

Ich finde das unverschämt. Es fällt mir schwer, meine Verärgerung zu unterdrücken. Aber ich will keine Auseinandersetzung. Also sage ich ruhig: »Als Erstes möchte ich bitte wissen, wer von Ihnen beiden der Patient ist. Sie oder Ihr Sohn?«

Frau Braun gibt mir demonstrativ keine Antwort.

Meine Erfahrung sagt mir, dass es um den Sohn geht. Die Wahrscheinlichkeit, dass er nur zufällig seine Mutter zum Arzt begleitet, ist denkbar gering. Er würde bestimmt lieber daheim vor dem Fernsehapparat sitzen.

Ich nehme ihr Schweigen zum Anlass, um weiterzusprechen: »Dann würde ich Sie bitten, dass Sie mir die

Beschwerden, die Sie zu mir geführt haben, schildern. Ich werde versuchen, Ihnen zu helfen, so gut ich das kann.« Damit, finde ich, habe ich fürs Erste genug getan. Weiter erniedrigen werde ich mich nicht.

Frau Braun scheint meine Gedanken zu erraten, denn sie sagt: »Na, dann schauen Sie sich einmal meinen Sohn an.« Weitere Informationen will sie offenbar nicht preisgeben.

Nachdem ich nicht einsehen will, dass andere Menschen mir gegenüber ihre Launen ohne Konsequenzen ausleben dürfen, entschließe ich mich zu einem Vorstoß: »Ich habe mir Ihren Sohn bereits angesehen ...« Ich überlege, was ich wie formulieren könnte, ohne den jungen Mann zu verletzen.

Da fällt sie mir ins Wort: »Und was haben Sie gesehen?«

Wieder ist ihr Tonfall rotzig und frech. Ich kann mich nicht mehr beherrschen und sage: »... dass er übergewichtig ist.«

Noch während ich den Satz zu Ende spreche, rechne ich mit einem Gewitter. Im Allgemeinen reagieren Eltern auf negative Bemerkungen über ihre Kinder empört.

Aber Frau Braun schweigt.

Keine Antwort ist auch eine Antwort. Also habe ich richtig geraten. Ich fühle mich im Vorteil und setze noch eins drauf: »... massiv übergewichtig.«

Irgendwie spüre ich, dass Frau Braun betroffen ist. Für kurze Zeit scheint es, als hätte sie der Kampfgeist verlassen. Damit ist wohl endgültig klar, worum es bei diesem Arztbesuch geht. Der Bub tut mir leid. Unweigerlich denke ich an den Turnunterricht, die fetten Schenkel und die Blicke der Mitschüler. Wird er womöglich gemobbt?

Ich gebe ihr Zeit, denn ich habe das Gefühl, dass sie kurz davorsteht, vernünftig mit mir zu reden. Ich hätte nichts dagegen, diese sinnlose Auseinandersetzung zu beenden. Schließlich geht es um das Kind. Irgendwann werde ich mit dem jungen Mann reden müssen. Kinder öffnen sich erfahrungsgemäß nur dann einem ärztlichen Gespräch, wenn die Stimmung zwischen Arzt und Erziehungsberechtigten einigermaßen in Ordnung ist. Mein professionelles Ego sagt mir, dass ich den Disput mit der Mutter beenden muss.

Da schießt es aus Frau Braun heraus: »Und was glauben Sie, wessen Schuld das ist?« Wieder ist ihr Tonfall anklagend und anmaßend.

Mit einem Schlag stehen wir wieder bei null.

Ich fühle mich herausgefordert und sage: »Also meine Schuld ist es sicher nicht.« Im selben Augenblick bereue ich meine Worte, denn ich bemerke die feuchten Augen des Knaben.

Ich atme tief durch. Ein dabei hörbares Seufzen ist durchaus beabsichtigt. »Frau Braun, ich glaube, wir sollten neu beginnen, wie vernünftige Erwachsene. Ihrem Sohn zuliebe.«

Jetzt schaut sie mir endlich ins Gesicht. »Ja, Sie haben recht. Eigentlich habe ich nichts gegen Sie persönlich, sonst wäre ich ja nicht hier. Aber Sie müssen schon zugeben, dass es letztlich Ihre Schuld ist, dass mein Sohn so aufgeschwemmt ist und ihm die Brüste wachsen.«

Die Anschuldigung erscheint mir zwar jedem vernünftigen Zugang zu widersprechen, sie ist jedoch immerhin in einem akzeptablen Tonfall vorgebracht. Daher antworte ich mit ruhiger Stimme: »Frau Braun, wie soll das sein? Ich habe Ihren Sohn ja noch nie behandelt.«

Frau Braun sagt, ebenso ruhig, fast freundschaftlich: »Ja, lieber Herr Doktor, das weiß ich.«

Ich bin verwirrt und spüre, dass die Bezeichnung »lieber« einen süßlich-süffisanten Beigeschmack hat.

Nach einer kurzen Pause fügt sie mit gesenkter Stimme hinzu: »Ich glaube außerdem, dass seine Hoden zu klein sind.«

Die Hoden eines Neunjährigen zu klein? Habe ich es mit einer abnormen Mutter-Sohn-Beziehung zu tun? Was soll das Ganze?

Das kann so nicht weitergehen. Schließlich warten draußen noch andere Patienten. Also verlange ich Klarheit: »Frau Braun, wollen Sie mir nicht einfach offen sagen, was Sie zu mir geführt hat, und wir reden dann darüber?«

Sie nickt. Nun wirkt sie konzentriert. Die Verwandlung ist augenscheinlich. Sie zieht die Augenbrauen zusammen. Ihr Gesichtsausdruck wird ernst und der Tonfall ihrer Stimme sachlich. »Sie und Ihre Kollegen verschreiben Unmengen an Antibiotika, Pillen und Schmerztabletten. Die Medikamentenrückstände landen im Grundwasser. Und das trinken wir dann. Hätten wir noch ein gesundes Trinkwasser, hätte ich einen normalen Sohn. Antibiotika verändern die Darmflora. Der Bub nimmt ja die Nahrung ganz anders auf. Die weiblichen Hormone bewirken das Wachstum von Brüsten und begünstigen das Fettwerden, oder?«

Das fragende »Oder?« nehme ich als Andeutung einer gewissen Reflexionsbereitschaft ihrerseits. Ich bin erstaunt. Mit dieser Erklärung hätte ich nicht im Entferntesten gerechnet. Auch weil ihr Argument leicht zu entkräften ist. Wäre das Grundwasser dermaßen verseucht, müssten alle Menschen im Ort an Übergewicht leiden.

Bevor ich mein Gegenargument aussprechen kann, fährt sie fort: »Das werden Sie doch nicht bestreiten. In der Gemeindezeitung haben Sie geschrieben, die Wasserqualität des neuen Brunnens für die Ortswasserleitung sei ausgezeichnet. Aber eigentlich wissen Sie ganz genau, dass das ein Blödsinn ist. Oder?«

Also deswegen kommt sie ausgerechnet zu mir. Als Gemeindearzt habe ich tatsächlich festgestellt, dass die Nitratbelastung in der neu errichteten Ortswasserleitung weit geringer ist, als das bei den bisher gebräuchlichen Hausbrunnen der Fall war. Aber Nitrat aufgrund von landwirtschaftlicher Düngung ist das eine, und Medikamentenrückstände sind das andere.

Ich erinnere mich an den Ausspruch eines Philosophen, dass zwei plus zwei auch dann vier wäre, wenn es ein Schizophrener sagt. Dass Medikamentenrückstände im Grundwasser landen, ist problematisch. Allerdings finde ich es frech, dass sie mich dafür verantwortlich macht. Die Erwartung, dass ich als Arzt Verständnis, Einfühlungsvermögen und Geduld für jeden Unsinn aufbringen sollte, ärgert mich.

Ich bin keine Mülltonne für Probleme aller Art. Soll ich ihr vorhalten, wie kläglich ihre Argumentation ist, und sie hinauskomplimentieren?

Mein Blick fällt auf den übergewichtigen Buben. Er wirkt verunsichert. Sein Blick wandert zwischen der Mutter und mir hin und her. Er berührt mich. Also formuliere ich möglichst verbindlich: »Frau Braun, die wissenschaftliche Aufarbeitung der Auswirkungen von Medikamentenrückständen steckt zwar noch in den Kinderschuhen, aber ich gebe Ihnen prinzipiell recht. Medikamentenrückstände im Wasser sind ein Problem.« Damit bin ich ihr entgegengekommen.

Sie deutet ein Nicken an. Immerhin.

Auf dieser Basis wage ich es, das eigentliche Problem anzusprechen: »Allerdings bin ich mir im konkreten Fall sicher, dass sich Ihr Sohn auch falsch ernährt und zu wenig bewegt. Läge es nur am Grundwasser, müssten ja viel mehr Kinder im Ort übergewichtig sein.«

Im ersten Moment wirken ihre Gesichtszüge erschrocken. Frau Brauns Reaktion zeigt mir, dass sie dieses Argument nicht bedacht hat. Offensichtlich ist sie aber klug genug, das Beste aus der Situation herauszuholen, ohne ihr Gesicht zu verlieren.

»Ja, das kann schon sein, dass er beim Fernsehen zu viel Chips und Schokolade isst«, lenkt sie ein. »Ich habe ihm schon so viel positive Energie geschickt, wenn er schläft. Aber ich kann ihn nicht vom Essen abhalten.« Sie macht eine kurze Pause. »Dieser übermäßige Appetit kann ja nur durch die Hormone im Trinkwasser oder durch eine Schilddrüsenunterfunktion ausgelöst werden.«

Auf die Schilddrüsenunterfunktion habe ich schon gewartet. Wenn es nach den adipösen Patienten ginge, wäre sie in 95 Prozent der Fälle die alleinige Ursache für Übergewicht. »Ob die Schilddrüse in Ordnung ist, werden wir selbstverständlich prüfen«, sage ich verbindlich.

Frau Braun fragt: »Und meine eigene Figur?«

»Die wird wohl auch weniger mit dem Grundwasser als mit Ihren Essgewohnheiten zu tun haben.«

Sie ist nachdenklich geworden.

Ich denke, es ist an der Zeit, eine Brücke zu bauen. Was eignet sich besser als ein Angebot: »Ich kann Ihnen die Auswertung der Trinkwasseruntersuchung der neuen Ortswasserleitung gerne zukommen lassen. Bedenkliche Werte wären mir aufgefallen. Aber es steht Ihnen selbstverständlich frei, Ihr Trinkwasser noch einmal gesondert von einem Labor untersuchen zu lassen.«

Frau Braun schaut mir ins Gesicht. Sie scheint meine Worte ernst zu nehmen. Ich will sie nicht demütigen und sage: »Nichtsdestotrotz sind Ihre Informationen über die Arzneimittelrückstände im Grundwasser nicht falsch. Dazu kommt noch die Belastung, die wir mit tierischen Nahrungsmitteln zu uns nehmen. Die Auswirkungen in Bezug auf Ihrer beider Gewichtsproblem schätzen Sie jedoch meiner Meinung nach zu hoch ein.«

Da Frau Braun schweigt, mache auch ich eine längere Pause.

Schweigen verbindet. Schweigen vertieft.

Aber andere Patienten warten. Daher sage ich mit einem Lächeln: »Ich hoffe, dass wir das geklärt haben und Sie von Ihren Anschuldigungen gegen meine Person Abstand nehmen können.«

Sie nickt, ohne zu zögern.

Ich nicke ebenfalls und wende mich dem Knaben zu. »Möchtest du abnehmen?«

»Ja«, versichert er. Ich glaube, er sagt es seiner Mutter zuliebe.

»Gut.« Ich wende mich wieder der Mutter zu. »Dann bitte ich Sie, in den nächsten beiden Wochen ein Ernährungstagebuch zu führen. Schreiben Sie alles auf, was Sie und Ihr Sohn zu sich nehmen. Aber wirklich alles. Das beinhaltet Getränke genauso wie kleine Naschereien. Auch die Uhrzeit ist wichtig. Bei der Ehrlichkeit müssen Sie Ihrem Sohn ein Vorbild sein. Sonst macht das Ganze keinen Sinn. In zwei Wochen sehen wir uns wieder. Dann werden wir anhand des Ernährungstagebuchs gemeinsam einen geeigneten Diät- und Bewegungsplan erstellen, wenn Sie das wollen.« Nach einer Pause füge ich hinzu: »Bitte vereinbaren Sie mit meiner Assistentin einen Termin für die Blutabnahme zur Untersuchung der Schilddrüsenfunktion – und wenn Sie es wünschen, für Sie beide.«

Dann reiche ich ihr die Hand.

Sie erwidert die Geste mit einem unsicheren Gesichtsausdruck.

Ich glaube, sie weiß nicht, was sie von der Stimmung halten soll. Ich möchte sie beruhigen: »Trotz unseres schlechten Starts heute werden wir eine gute Lösung für Ihr Anliegen finden.«

Dass Frau Braun mich nachdenklich gemacht hat, sage ich ihr nicht.

Hintergründe:

Es gibt mehr Menschen als je zuvor. Der Wohlstand der Industriestaaten macht uns dick, unbeweglich, begehrlich und unzufrieden. Wir wollen mehr von der Lust, die uns die allgegenwärtige Werbung verspricht. Wir wollen Gesundheit, Glück, Schönheit, Vorsorge und Sauberkeit. Mit den Schattenseiten des Lebens können wir nicht umgehen. Das zeigt sich insbesondere im Umgang mit der Coronapandemie seit 2020. Wir wollen ein langes, desinfiziertes und beschwerdefreies Leben. Immer und sofort.

Um dieses Ziel zu erreichen, gibt es mehr Operationen, Medikamente, pharmakologische Substanzen und Medizinprodukte als je zuvor.

Gefährlich mehr.

Alleine in Österreich werden täglich mehr als zwei Tonnen Arzneimittel verbraucht. Zum Einsatz kommen sie in der Prävention und Therapie von Krankheiten bei Mensch und Tier.[14]

Aber dabei bleibt es nicht. Ein Sprichwort sagt: Irgendwann geht alles den Bach hinunter. Das gilt auch für die Abfälle, Haupt-, Neben- und Abbauprodukte der Medizin- und Gesundheitsindustrie. Im wahrsten Sinn des Wortes.

Menschen und Tiere scheiden ein Leben lang über Stuhl und Urin die Überreste von Medikamenten samt ihren übriggebliebenen Wirkungen und Nebenwirkungen aus. Damit trägt jeder medizinisch behandelte Patient zur fortlaufenden Anreicherung des Abwassers mit Heilmitteln bei.

Seinen Höhepunkt erreicht dieser Prozess gegen Lebensende eines Menschen.

In keiner Phase unseres Lebens pumpen wir so viel Arzneimittel und Medizinprodukte in unsere Körper wie in den letzten drei bis sechs Monaten vor unserem Tod. Nach den Richtlinien der Abfallwirtschaft müssten die Leichen multimorbider Patienten am Endpunkt moderner Therapien von Rechts wegen als Problemstoffe entsorgt werden. Herzschrittmacher, Defibrillatoren, Kunststoff-, Porzellan- und Titanprothesen, karzinogene Heilmittelrückstände und Rückstände von Chemotherapien lassen sich mit zunehmender Häufigkeit in menschlichen Leichen finden. Welcher umweltbewusste Mensch würde schon Lithium-Ionen-Batterien, Metall- und Kunststoffteile aller Art, Suchtgifte und hochtoxische Zytostatika mit dem Segen der Kirche einfach in einem Erdloch im Einzugsbereich des Grundwassers vergraben?

Unsere Wasserressourcen sind begrenzt und kostbar. Das weiß mittlerweile jeder. Aber gleichzeitig wollen wir nicht wahrhaben, dass wir unser Wasser schleichend vergiften. Damit vergiften wir uns selbst. Wenn die jeweiligen Schadstoffkonzentrationen die aktuell festgelegten Grenzwerte erreichen, haben wir unsere Gesundheit längst schwer beschädigt.

Nach vier Jahrzehnten Medizin fällt mir auf, dass auch ich wesentlich mehr Medikamente als zu Beginn meiner ärztlichen Laufbahn verordne. Das liegt sowohl an deren Verfügbarkeit als auch an der Erwartungshaltung der Patienten.

Sagen Sie heute einmal einem übergewichtigen Diabetiker, dass er zur Behandlung seiner Erkrankung sein Körpergewicht reduzieren sollte. Er wird Sie sofort belehren, dass Doktor Google für seinen Fall eine hochwirksame Kombination mehrerer Antidiabetika vorsieht. Außerdem wird er überzeugend argumentieren, dass er gar nicht abnehmen muss und dass seine Krankheit nicht nur auf das Übergewicht zurückzuführen sei.

Es ist der Medizinindustrie gelungen, das Auftreten jedweder Gesundheitsstörung in der öffentlichen Wahrnehmung reflexartig mit der Notwendigkeit einer medikamentösen Behandlung zu verknüpfen. Ärzte sollten es eigentlich besser wissen. Aber dank der von der Pharmaindustrie geförderten Schulungsprogramme reagieren sie genauso reflexartig wie die Patienten. Die Fortbildung hat eine klare Richtung eingeschlagen. Das verpflichtende Fortbildungsdiplom ist vor allem ein biochemisch-pharmakologisches.

Dieser kollektive Reflex belastet auch das Ab- und Grundwasser.

Wer ein moderner Arzt sein will, verordnet Kau-, Lutsch-, Brause- oder Filmtabletten, Dragees, Kapseln, Retard-Duriles, Granulate, Pillen, Zäpfchen, Einläufe, Lösungen, Tropfen, Aerosole, Sprays, Salben, Cremes, Emulsionen, Lotionen, Tinkturen, Pasten, Gels, Injektionen und Infusionen.

Jede der erwähnten Darreichungsformen belastet irgendwann den Wasserkreislauf. Ginge es um die konsequente Entgiftung unseres Wassers, wären Zeit, Zuhören, kontrolliertes Zuwarten und das ärztliche Gespräch die besten Therapeutika.

Aus vielen Studien wissen wir, dass Patienten nur dreißig bis fünfzig Prozent der verordneten Medikamente auch tatsächlich einnehmen. Das entspricht meiner Erfahrung nach auch dem Prozentsatz, mit dem Erkrankte ärztliche Ermahnungen bezüglich eines gesünderen Lebensstils ernst nehmen. Im Rahmen von Hausbesuchen entdecke ich oft unglaubliche Medikamentendepots. Auf Nachfrage: angelegt für Notzeiten. Irgendwann, lange nach dem Ende der vom Hersteller angegebenen Haltbarkeit, entsorgen die Besitzer den Inhalt der Packungen. Im Restmüll, im WC, im Ausguss, über die Dusche und den Auslauf der Badewanne, wie im Fall von Cremes, medizinischen Ölen und Salben. Übrigens: Medikamente wissen nicht, dass sie ein Ablaufdatum haben. Meist bewahren sie Wirksamkeit und Nebenwirksamkeit bis ins hohe Alter.

Vor diesem Hintergrund muss ich mir die Frage stellen: Hat Frau Braun gar recht?

Habe ich zur schleichenden Vergiftung des örtlichen Grundwassers beigetragen?

Welche Medikamentenrückstände speist das nahe gelegene Schwerpunktkrankenhaus über seine Abflussrohre in den Wasserkreislauf ein? Immerhin überweise ich regelmäßig Patienten dorthin.

Was passiert mit Medikamenten nach der Applikation? Sie lösen sich jedenfalls nicht in Luft auf. Ein aus der Sicht der Umwelt ideales Medikament wäre nach dem Eintreten der erhofften Wirkung verbraucht und biochemisch nicht mehr auffindbar. Solche ideale Medikamente gibt es nicht.

Für Medikamente gilt nichts anderes als für Nahrungsmittel. Sie werden vom Körper aufgenommen, in brauchbare und nutzlose Bestandteile aufgeschlüsselt, verwertet und wieder eliminiert. Der Großteil der Medikamente wird in der Leber mit Hilfe von Enzymen (Cytochrom-P-450-Enzyme) ab- und umgebaut. Dabei entstehen sowohl inaktive als auch therapeutisch aktive Stoffwechselprodukte. Über die Galle gelangen die Abbauprodukte in den Darm. Der zweite Abbaupfad führt über die Niere in den Harn. Die von Mensch und Tier ausgeschiedenen Metaboliten (biochemische Stoffwechselzwischenprodukte) unterscheiden sich in Struktur und Wirksamkeit. Die Bandbreite reicht dabei von harmlos bis zu hoch toxisch.

Die Reste unserer Heilmittel gelangen über das Abwassersystem in Klär- und Filteranlagen und später in die aquatische Umwelt. Damit kommt den örtlichen Kläranlagen eine bedeutende Rolle bei der Extraktion und Eliminierung von Arzneimittelwirkstoffen zu. Die technische Aufrüstung dieser Filterstationen ist zu einem Wettlauf mit der Zeit geworden. Nicht jede unerwünschte Medikamentennachwirkung kann ausgeschaltet werden.

Oberflächengewässer im Nachlauf von Kläranlagen bieten ein erschreckendes Sammelsurium von Medikamentenrückständen. Die häufigsten sind Antibiotika, Antidiabetika, Beta-Blocker, Lipidsenker, Östrogene, Kontrast- und Schmerzmittel.

Aber auch hochgiftige, zytostatisch wirkende, bei der Chemotherapie eingesetzte Arzneimittel lassen sich aufspüren. Zytostatika sind auch in niedrigen Konzentrationen für den Menschen schädlich. Sie können entweder selbst Krebs auslösen oder wirken während einer Schwangerschaft embryotoxisch.

Chemotherapeutika sowie ihre Stoffwechsel- und Umwandlungsprodukte finden sich mittlerweile regelmäßig in Kläranlagen, in Fluss- und Trinkwasser.[15] Besonders ernst zu nehmende Konzentrationen von nicht abbaubaren Chemotherapeutika finden sich im Abwasser von onkologischen Kliniken.[16]

Fische und Daphnien – eine Art von Krebstieren, häufig auch als Wasserflöhe bezeichnet –, die sich im Nachlauf von Kläranlagen im Einzugsgebiet von Krankenhäusern aufhalten, sind nicht nur der Wirkung, sondern auch der Toxizität von biologisch nicht abbaubaren Krebsbehandlungsmedikamenten ausgesetzt.[17]

Natürlich hat sich nicht jeder von uns verzehrte Fisch ausschließlich von Krebsbehandlungsmitteln oder Antirheumatika ernährt. Aber der Eintrag von toxischen Abbauprodukten der Medizinindustrie in die Nahrungsmittelkette ist ein ernstes Thema. Wird die ungewollte Tumortherapie über Nahrungs- und Wasseraufnahme in absehbarer Zeit auch für Menschen gefährlich oder wird ausreichendes Trinken von Grundwasser zur idealen Krebsprophylaxe?

Derzeit beruhigt die Wissenschaft. Die Konzentrationen von Arzneimittelrückständen im Grundwasser sind aufgrund weiterer natürlicher Filterungsvorgänge signifikant niedriger als in oberflächlichen Gewässern. Aber die Entstehung und die Definition von Soll-, Richt- und Normwerten darf hinterfragt werden. Beim Umgang der Menschheit mit den von ihr produzierten Giften wäre es nicht das erste Mal, dass sich Grenz-, Unbedenklichkeits- und Normwerte nach dem Prinzip von Angebot, Nachfrage und politischen Notwendigkeiten orientieren. Die Unfälle von Tschernobyl und Fukushima haben das vorgezeigt.

Das erste künstlich hergestellte Hormon war das männliche Geschlechtshormon Androsteron. Es wurde 1931 zum ersten Mal isoliert und 1934 auch synthetisiert. In den Fünfzigerjahren des vergangenen Jahrhunderts erfüllte die Wissenschaft mit der industriellen Herstellung von oral wirksamen schwangerschaftsverhütenden Hormonpräparaten einen lange gehegten Wunsch vieler Frauen und Männer. Mit »Enovid« beginnt 1957 der Siegeszug der Östrogene. Die Pille ermöglicht auf der einen Seite einen neuen Umgang mit Sexualität. Auf der anderen Seite scheiden Milliarden von Frauen mit ihrem Urin östrogenhaltige Verbindungen aus. Dadurch bereichern sie den Wasserkreislauf mit neuen umweltmedizinisch relevanten Produkten. Dieser Aspekt der sexuellen Befreiung führt in der öffentlichen Wahrnehmung ein Schattendasein. Ob zu

Recht oder zu Unrecht, wird die Zukunft zeigen. Östrogenhaltige Verbindungen und Substanzen mit östrogener Wirkung gelangen außerdem als Industrieabfall in den Boden und damit in den Wasserkreislauf.

Die Wirkung von synthetisch hergestellten Östrogenen auf die embryonale Entwicklung reicht von körperlichen Fehlbildungen bis hin zu psychischen Entwicklungsschäden bei Neugeborenen. Das gehäufte Auftreten von Brustkrebs bei Frauen mit länger dauernder Östrogenbehandlung ist wissenschaftlich gut belegt.

Bisphenol A gehört zu den weltweit am häufigsten produzierten Chemikalien. Die Industrie verwendet Bisphenol A zur Herstellung von Polykarbonaten und Epoxidharzen. Weniger bekannt ist, dass diese Substanz im menschlichen Körper eine Östrogenwirkung imitiert, indem sie an entsprechende Rezeptoren andockt. Neben vielseitigen industriellen Anwendungen wie zum Beispiel bei der Beschichtung von Konservendosen oder als Weichmacher von Plastikflaschen und in Babyschnullern findet sich diese Substanz auch in Zahnfüllungen. Im Grundwasser vereint sich Bisphenol A mit ausgeschiedenen Östrogenen. Alles im Bereich von Nanogramm, aber immerhin.

Bei Regenbogenforellen, die knapp unterhalb von Kläranlagen gehalten werden, stellten Forscher bereits 1994 ein verlangsamtes Hodenwachstum und andere Verweiblichungserscheinungen fest.[18] Aus dem im Embryo angelegten Müller-Gang entwickeln sich erst unter dem Einfluss des Hormons Testosteron männliche Keimdrüsen und ein Penis.

Wenn zu wenig Testosteron vorhanden ist, bilden sich Eileiter und eine Gebärmutter. Die Aktivierung einer Gensequenz am Y-Chromosom bewirkt diese Differenzierung. Die Geschlechtsdifferenzierung von Fischen, die Umweltöstrogenen ausgesetzt sind, verläuft eindeutig zugunsten weiblicher Tiere. Bei längerer Exposition verschwinden die männlichen Exemplare vollkommen.

Junge Männer sind keine Regenbogenforellen, aber Faktum ist, dass die durchschnittliche Hodengröße in der westlichen Welt laufend abnimmt. Ebenso Spermienzahl und -qualität, Fertilität und Libido. Das ist einer der Gründe, warum die Fortpflanzungsmedizin sich starker Umsatzzuwächse erfreut und die Zeugung von Menschen zu ihrer Domäne macht.

In der wissenschaftlichen Literatur lassen sich derzeit keine seriösen Hinweise dafür finden, aber es ist denkbar, dass die Zahl jener Kinder wächst, die nicht mehr eindeutig als männlich oder weiblich identifizierbar sind. Jedenfalls beobachten wir in der westlichen Welt im letzten Jahrzehnt eine zunehmend emotional geführte öffentliche Debatte über geschlechtliche Identifizierung. Viele Staaten haben Geschlechtsidentitäten abseits der althergebrachten Mann-Frau-Ordnung anerkannt. Dass die Geschlechtsidentitäten zunehmend verschwimmen, könnte auch mit der allgemeinen Belastung durch menschengemachtes Östrogen und durch Östrogenwirkung entfaltende Umweltchemikalien zusammenhängen. Auffällig ist der Konnex allemal.

Frau Braun hat also nur bezüglich des Ausmaßes der Wirkung dieser Entwicklungen auf ihren Sohn die falschen Schlüsse gezogen. Im Prinzip hat sie nicht unrecht. Nebenwirkungen unseres Medikamentenkonsums können nicht mehr geleugnet werden. Was heute bei Fischen eindeutig nachweisbar ist, betrifft schleichend auch die Menschheit. Nur über regionale Unterschiede und das jeweils aktuelle Ausmaß lässt sich noch streiten. Aber dieses Ausmaß steigt laufend.

Erlauben wir uns einen Blick in die Zukunft. Der Pro-Kopf-Verbrauch von Medikamenten steigt zwischen dem fünften und sechsten Lebensjahrzehnt sprunghaft an und erreicht im achten Lebensjahrzehnt seinen Höhepunkt. Das sind Fakten. Faktum ist außerdem, dass die Menschen immer älter werden. Bei der derzeitigen demografischen Entwicklung können wir daher mit Sicherheit davon ausgehen, dass die Belastung des Wasserkreislaufes mit Medikamentenrückständen aller Art deutlich zunehmen wird.

Auch die tierärztliche Tätigkeit fördert diesen Trend. Veterinärmedizinische pharmakologische Abbauprodukte gelangen immer noch über die Gülle direkt und ohne Eliminierungsprozesse in das Grundwasser. Dass Antibiotika im Grundwasser zur Resistenzentwicklung von Bakterien beitragen, gilt als gesichert. In Deutschland sterben pro Jahr zwischen tausend und 4000 Menschen an den Folgen einer Infektion mit einem multiresistenten Keim.[19] Diese Zahl könnte bei Fortsetzung der derzeitigen Entwicklung deutlich steigen.

ACHTUNG!

Die unsachgemäße Entsorgung von Medikamenten über das WC oder den Ausguss ist schon lange kein Kavaliersdelikt mehr. Geben Sie nicht mehr benötigte Medikamente in der Apotheke oder bei einer dafür vorgesehenen Sammelstelle ab. Ärzte sollten beim Verschreiben von Arzneimittelspezialitäten umsichtig vorgehen. Bei vielen Indikationen genügt die Rezeptur einer Kleinpackung. Als Patient sollten Sie der nichtmedikamentösen Heilkunst offen gegenüberstehen. Denken Sie daran: Eine Grippe dauert mit Medikament sieben Tage und ohne eine Woche.

Die Gesellschaft wird sich mit der Frage auseinandersetzen müssen, ob wirklich jede Befindlichkeitsstörung sofort medikamentös behandelt werden muss. Wenn es doch Medikamente sein müssen, dann handeln Sie verantwortungsvoll. Ihrem Körper und der Umwelt gegenüber. Das bedeutet, dass Sie sich schon beim Arztbesuch darüber klar werden, ob Sie das Präparat schlucken werden oder nicht.

Das Horten von Medikamenten dient nur Ihrem Sicherheitsdenken. Die Versorgung mit notwendigen Medikamenten durch die nächstgelegene Apotheke ist immer gewährleistet. Daher ist das Sammeln von Arzneimitteln unnötig, manchmal gesundheitsschädlich und jedenfalls schädlich für die Umwelt, falls die Medikamente irgendwann doch aus der Schublade in den Müll wandern.

Ein gesunder Lebensstil mit ausreichend Bewegung und die Vermeidung von karzinogenen Genuss- und Suchtmitteln wie Alkohol oder Tabakwaren tragen maßgeblich dazu bei, schwere Erkrankungen und deren anschließende pharmakologische Behandlung zu verhindern. Das schließt die Entstehung von Krebs mit ein.

Herkunft und Qualität des Trinkwassers überprüfen die Kommunen in regelmäßigen Abständen. Die Ergebnisse sind meist öffentlich zugänglich, sodass Sie sich ein Bild über die Qualität Ihres Trinkwassers machen können. Zusätzlich sollten auch die einzelnen Haushalte ihr Trinkwasser zumindest einmal pro Jahrzehnt überprüfen, weil auch die Rohrleitungen zu den einzelnen Häusern und in den Häusern schadhaft und offen für Schadstoffe werden können. So können Sie sicherstellen, dass Ihr Wasserkonsum auch wirklich Ihre Gesundheit stärkt, anstatt sie zu schwächen.

WIE DIE MEDIZIN INS PRIVATLEBEN EINGREIFT

Impfen ist ein Grundprinzip der Natur. Die Stimulierung und Ausreifung des Immunsystems nach der Geburt ist nichts anderes als eine gewaltige natürliche Impfserie.

Mit Impfzwang ohne Sonderregelungen. Niemand entkommt dem bisweilen tödlichen Kontakt mit Keimen und natürlichen Allergenen. Seit Jahrhunderten entvölkern Epidemien immer wieder ganze Landstriche.

Die Heilkunde kommt zu Hilfe. Vor rund 150 Jahren gelingt es ihr erstmals, die immunologischen Reaktionen in kleinen kalkulierbaren Dosen zu bändigen. Keine Erfindung der Medizin hat trotz etlicher Rückschläge und unbestreitbarer kausaler Todesfälle so viele Menschenleben gerettet wie Impfungen. Dass es trotzdem so viele Impfgegner gibt, liegt vor allem am anmaßenden Gehabe der Medizin. Beispiel: die Impfung gegen SARS-CoV-2.

Ab 2020 verändert die Coronapandemie unsere Gesellschaft. Zu Jahresbeginn ist die Krankheit noch weit weg. In Europa gibt es zunächst wenige infizierte Patienten. Es wird schon nicht so schlimm werden, ist die vorherrschende Stimmung. Die meisten sagen, es sei nur eine Grippe. Aber es gibt erste Stimmen, die vom sicheren Tod sprechen. Niemand weiß wirklich, was auf uns zukommt. Die Zahl der Infizierten steigt von Tag zu Tag.

In den Medien gibt es bald nur noch ein Thema: Corona.

Langsam füllen sich die Krankenhäuser. Das Fernsehen überträgt Bilder von beatmeten Patienten auf Intensivstationen als Warnung in die Wohnzimmer. Am 12. März 2020 stirbt in Österreich der erste Patient an oder mit einer SARS-CoV-2-Infektion.

Die Warnungen der Virologen werden eindringlicher. Regelmäßige Berichte von SARS-CoV-2-Toten im Hauptabendprogramm beenden letzte Zweifel am Ende der Normalität. Fernsehbilder mit Militär-Lkw voll mit Särgen erinnern an Krisen- und Kriegsgebiete.

Die beschwichtigenden Stimmen werden leiser und weniger. Wer jetzt noch zu beruhigen versucht, wird als naiv gebrandmarkt. Da und dort bricht Panik aus. In Kanada verhungern Dutzende pflegebedürftige Menschen in einem Altenheim, weil die Pfleger aus Angst vor dem Coronavirus ihren Arbeitsplatz fluchtartig verlassen.

Eine von Wohlstand und Sicherheit geprägte Gesellschaft ist über Nacht in einen Krieg verwickelt. Der Feind ist unsichtbar, winzig und heißt SARS-CoV-2.

Die Bevölkerung soll Arztpraxen nur noch in Notfällen aufsuchen. Zu groß wäre die Gefahr, sich dort tödlich zu infizieren. Das verwendete Schlagwort lautet »Superspreader«. Da und dort schließen Ärzte ihre Ordinationen aus Angst vor dem eigenen Tod. Schließlich sind in Italien reihenweise Ärzte in der Erfüllung ihrer Pflicht verstorben.

Die Anzahl der Konsultationen sinkt derart, dass zwei Ordinationstage pro Woche ausreichend sind. Die Stimmung in der Ordination ist eigenartig. Plötzlich gibt es keine Patienten mehr. Kranke verzichten auf Fortsetzungsbehandlungen, die sie vor wenigen Tagen noch vehement eingefordert haben. Gähnende Leere im Wartezimmer. Seit Monaten bestehende Beschwerdebilder lösen sich scheinbar in Luft auf. Sogar die Zahl der Notfälle bricht ein.

Die Politik schürt eine Stimmung, die an das Herannahen einer tödlichen Ebola-Epidemie denken lässt. Von Anfang an verstehe ich nicht, warum. Ich habe die Sorge, dass die verursachte Angst gravierende Folgen haben wird.

Abstandsregeln, Kontaktverbote und Babyelefant hinterlassen emotionale Spuren. Depressive Episoden, Angststörungen und Panikattacken werden binnen weniger Wochen vorherrschende Krankheitsbilder.

Die Parole einer panikverbreitenden Politik lautet: Zusperren und Einfrieren des Gemeinwesens. Als Silberstreifen am Horizont leuchtet die Hoffnung auf die Entwicklung eines Impfstoffes durch die Pharmaindustrie.

Aus ersten Meinungsverschiedenheiten über die politischen und wissenschaftlichen Gegebenheiten wird da und dort Unverständnis. Freundschaften bröckeln. Familienverbände zeigen Risse.

Einige Monate vergehen mit gelähmtem Zuwarten und dem Zählen von Infizierten und Toten.

Dann, endlich, ist es so weit. Es gelingt, einen stabilen Impfstoff herzustellen. Die europäische Arzneimittelbehörde lässt »Comirnaty« am 21. Dezember 2020 bedingt zu.

BioNTech wird zum Synonym für ein Heilsversprechen. Dass der Firmensitz »An der Goldgrube 12« liegt, ist ein Zufall.

Eine knapp vierzigjährige Frau ist in dieser Phase die erste Patientin, die mich fragt: »Herr Doktor, was halten Sie vom neuen Impfstoff?«

Die Nachricht, die weltweit für ein Kursfeuerwerk an den Aktienmärkten gesorgt hat, ist noch jung. Ich bin nicht so schnell entflammbar wie die Börse. Die Frage trifft mich unvorbereitet. Als Arzt bin ich mit unzähligen Informationen zum neuen Impfstoff konfrontiert. Nachdem ich irgendeine Antwort geben muss, sage ich: »Ich weiß es noch nicht genau.« Noch sind seriöse Aussagen über Impferfolg, die Entwicklung von IgG-Antikörpertitern und Nebenwirkungen unmöglich.

Die Patientin bemerkt meine Unsicherheit und unterbricht meine Gedanken: »Ist ja auch nicht so wichtig. Eigentlich komme ich wegen eines anderen Problems zu Ihnen.«

Ich bin erleichtert und denke: endlich jemand mit Kreuzschmerzen oder einer Verkühlung. Also frage ich: »Was kann ich für Sie tun?« Meine Erleichterung verfliegt schlagartig, als ich ihre Antwort höre: »Ich habe vor ein paar Tagen in meiner linken Brust einen Knoten entdeckt.«

Behutsam sage ich: »Dann denke ich, dass die Impfung derzeit nicht Ihre größte Sorge ist.«

Sie nickt und bekommt feuchte Augen: »Ich weiß.« Ohne weitere Worte beginnen wir mit der Untersuchung.

Knapp nach der Zulassung des Impfstoffes fragen mich viele Patienten: »Herr Doktor, soll ich mich impfen lassen?« »Herr Doktor, ist der neue Impfstoff in Ordnung?«

Bald überwiegen in der Ordination Gespräche über die neue Impfung. Dabei fällt von Anfang an auf, dass der Anteil an Emotionalität in der Diskussion deutlich größer ist, als das bei anderen Neuerungen in der Medizin der Fall ist. Es ist allerdings nicht die Impfung selbst, die die Gemüter erregt.

Zwei Punkte beschäftigen die Zweifler und die Impfgegner. Einer davon heißt mRNA (Boten-Ribonukleinsäure). Das erinnert an DNA (Desoxyribonukleinsäure). DNA bedeutet Gentechnik, und Gentechnik setzt ein Teil der Bevölkerung mit dem Ende der Menschheit gleich.

Der zweite Aspekt ist die scheinbar übereilte Entwicklung der Vakzine. Das verunsichert breite Kreise der Öffentlichkeit. Ein so schnell entwickeltes Arzneimittel kann nicht gut sein. Es ist kaum bekannt, dass die Forschung an mRNA-Impfstoffen bereits seit Jahrzehnten existiert. Das eigentliche Ziel, eine Impfung gegen Krebs zu entwickeln, ist dabei nie in greifbare Nähe gerückt.

Obwohl fast niemand etwas vom Mechanismus einer mRNA-Impfung versteht, sind von Anfang an viele Patienten skeptisch.

»Ich lasse mir diesen Impfstoff sicher nicht geben.«

»Ich lasse mir doch von denen meine Gene nicht verändern.«

Öfter höre ich Formulierungen, die mit dem Satzteil beginnen: »Mein Instinkt sagt mir …«

Und bald kommt auch die Frage: »Herr Doktor, haben Sie sich schon impfen lassen?«

Diese Formulierung als Quintessenz aller Fragen an mich setzt sich in den kommenden Wochen und Monaten als die häufigste durch. Am Anfang fällt mir die Antwort leicht: »Nein.« Noch ist der Impfstoff nicht frei verfügbar. Später sage ich etwas opportunistisch: »Prinzipiell werde ich mich impfen lassen, aber ich muss mich ja nicht in die erste Reihe stellen.«

Das beruhigt die Gemüter für ein paar Tage.

Nach zwei bis drei Wochen lege ich mir eine endgültige Antwort auf diese Frage zurecht. Sie lautet: »Über meinen Impfstatus und mein Sexualleben gebe ich in der Ordination keine Auskunft.« Dieser Satz erstickt fortan jede weitere Diskussion im Keim.

Letztlich bin ich Anfang 2021 unsicher. Niemand hat Erfahrung mit Massenimpfungen, bei denen ein mRNA- oder Vektorimpfstoff zur Anwendung kommen soll. Die demonstrative Sicherheit und Zuversicht des nationalen Impfgremiums erstaunt mich.

Der Impfstoff muss bei minus achtzig Grad gelagert und transportiert werden. Daher übernimmt der Staat die Distribution.

Zunächst stehen wenig Vakzine einer erdrückenden Überzahl von Impfwilligen gegenüber. Wo immer ein Impfzentrum eröffnet, bilden sich Schlangen von Menschen, die auf den lebensrettenden Stich hoffen.

Bis hierher ist alles in Ordnung. Die Pandemiebekämpfung läuft nach Plan.

Niemand hält es für möglich, dass es schon bald mehr Impfstoff als impfwillige Patienten geben wird.

Der Run auf die Impfung ist dermaßen groß, dass die Behörden lenkend eingreifen müssen. Die Vergabe von Impfterminen erfolgt nach strikten Kriterien auf Internetportalen. Als Erste sollen definierte Risikopatienten, Senioren und das Gesundheitspersonal die Impfung erhalten. Mobile Teams impfen in den Alters- und Pflegeheimen.

Wie zu erwarten, treibt die Ich-zuerst-Mentalität bunte Blüten. Mancherorts werden jugendliche, vor Gesundheit strotzende Feuerwehrmänner und -frauen vorrangig geimpft. Nebenbei fallen sogar noch ein paar Impfdosen für die nächsten Angehörigen ab, während es für alte, multimorbide Patienten weiterhin heißt: bitte warten.

Wer noch nicht gewusst hat, wie Ellbogentechnik funktioniert, kann es zu Beginn der Impfkampagne lernen. Die Liste mit Krankheiten, die eine Einstufung als besonders gefährdeter Patient ermöglichen, wird von Tag zu Tag länger. Patienten, die ich jahrelang nicht gesehen habe, bitten um die Ausstellung eines Risikoattestes. »Wenn Sie es mir nicht schreiben, muss ich halt woanders hingehen.« Die Zahl solcher Coronarisikogutachten schnellt in ungeahnte Höhen. Der Staat muss bremsend eingreifen. Das Gesundheitsministerium weist die Ärzteschaft darauf hin, dass das Ausstellen von Gefälligkeitsgutachten mit einem Disziplinarverfahren geahndet werden kann.

Gleichzeitig sehen wir, wie staatlicher Egoismus funktioniert. Österreich hat 8,9 Millionen Einwohner und bestellt im Mai 2021 zusätzliche 42 Millionen Impfdosen. Die Vergleiche mit dem Krieg scheinen nicht zu weit hergeholt.

Erste Berichte von Impfnebenwirkungen machen die Runde. Fieber, Schüttelfrost, Muskelschmerzen und gehäufte Meldungen von Thrombosen stärken die Position der sich langsam formierenden Impfgegner.

Die Industrie beschwichtigt. Studienergebnisse und deren Auswertung seien noch abzuwarten.

Nachdenkliche Patienten fragen: »Warum müssen wir uns alle impfen lassen, wo es doch so gut wie keine Übersterblichkeit gibt?«

»Ist der Impfstoff ausgereift oder sind wir alle Versuchskaninchen?«

»Warum wird die Impfung elektronisch dokumentiert?«

Verunsicherte Menschen erinnern sich an erschütternde Episoden der Medizingeschichte. Contergan, das Medikament, das Verstümmelungen von Babys bewirkt hat, war zwar kein Impfstoff. Trotzdem hat Contergan das Vertrauen in die Pharmaindustrie und in die staatlichen Kontrollmechanismen nachhaltig erschüttert. Absurde Gerüchte entstehen. Darunter auch, dass mit der Impfung Computerchips implantiert oder Frauen unfruchtbar würden. Die Verbreitung von Fake News über die sozialen Netzwerke übertrifft die Reproduktionszahl des Virus bei Weitem.

Die offenen Fragen führen zu einer Spaltung der Gesellschaft. Glühende Verfechter der Impfung sehen das Ende der Pandemie gekommen. »Gamechanger« lautet ihr Argument. Ihnen steht von Anfang an eine Gruppe von kritischen Beobachtern, aber auch Coronaleugnern und prinzipiell skeptischen Menschen gegenüber. Zahlenmäßig fallen diese Gruppen zunächst nicht ins Gewicht. Mit dem Fortschreiten des staatlich kontrollierten Impfprogramms erhalten sie jedoch starken Zulauf.

Die Kluft, die sich zwischen den offiziellen Informationen und den Erfahrungsberichten der Patienten auftut, wird immer größer.

Wie viele unmittelbare Impfopfer gibt es? Wird es Langzeitfolgen geben und wie schlimm werden sie ausfallen? Wie viele potenzielle Impfopfer nimmt die Gesellschaft langfristig in Kauf, um kurzfristig Tausende von Menschenleben zu retten? Warum werden nicht alle Impfkomplikationen gemeldet? Ungewissheit und Unsicherheit dominieren. Respekt und Vernunft führen im öffentlichen Diskurs zunehmend ein Schattendasein.

Im Wartezimmer bemerke ich eine zirka fünfzigjährige Patientin, die sich kaum aufrecht im Sessel halten kann. Ihr Gesicht ist tiefrot, die Lippen sind bläulich verfärbt. Auf ihrer Stirn stehen Schweißperlen. Aus ein paar Metern Entfernung glaube ich zu bemerken, dass sie um Luft kämpft. Ich gehe ein paar Schritte auf sie zu und frage: »Kommen Sie noch zurecht?« Zwei Patienten wären noch vor ihr auf der Warteliste.

Sie sagt: »Es geht schon, ich habe nur so hohes Fieber.«

Ich bemerke, dass ihr das Sprechen schwerfällt. Die Frau bekommt offensichtlich wenig Luft. Verärgert denke ich: »Schon wieder eine COVID-19-Patientin mitten während der Ordinationszeit im Wartezimmer.« Ich habe meine Assistentinnen angewiesen, sie sollen sich bei jedem Telefonat genauestens nach möglichen Coronasymptomen erkundigen. Die infrage kommenden Patienten möchte ich am Ende der Ordinationszeit gebündelt untersuchen und behandeln, um das Infektionsrisiko für alle anderen möglichst gering zu halten.

Trotz meines Grolls bringe ich es nicht übers Herz, die mir unbekannte Frau länger als nötig warten zu lassen. Nicht gerade freundlich sage ich: »Kommen Sie gleich mit mir mit.« Im Ordinationsraum bitte ich sie, Platz zu nehmen. Fast schnippisch frage ich: »Seit wann haben Sie die Symptome?«

Bei ihrer Antwort möchte ich vor Scham im Boden versinken.

»Ich habe vor vier Tagen meine erste Coronaimpfung bekommen.« Sie ringt nach Luft, bevor sie weitersprechen kann. »Seither habe ich Muskelschmerzen und hohes Fieber, und niemand hilft mir.«

Ich schaue sie fragend an.

»Bei der Telefonhotline sagen sie mir immer, ... das ist nach der Impfung ganz normal.« Nach einer weiteren Atempause sagt sie noch: »Herr Doktor, ich kann nicht mehr lange.«

Ich sehe es. Meine neue Patientin ist 52 Jahre alt und hat 41 Grad Fieber. Ihr Blutdruck ist viel zu niedrig und der Puls viel zu hoch. Mein Gewissen ist schlecht, der Zustand der Patientin erbärmlich.

Sie sagt keuchend: »Wenn ich das gewusst hätte, hätte ich mich niemals impfen lassen.«

Zur Sicherheit frage ich noch: »Könnte es sein, dass Sie sich in den Tagen vor der Impfung mit dem Virus angesteckt haben?«

»Das ist kaum möglich. Ich bin alleine zu Hause. Mein Mann ist vor zwei Jahren gestorben. Wegen der Coronaregeln habe ich mit niemandem Kontakt.«

Wieder einmal nehme ich mir vor, noch vorsichtiger mit vorschnellen Urteilen zu sein. Ich habe meine Assistentin zu Unrecht verdächtigt. Sie hat ihre Arbeit offensichtlich hervorragend gemacht.

Ich setze der Patientin einen Venflon in die Armbeuge und hänge eine Infusion an. Dann rufe ich einen Rettungswagen und schicke die Patientin ins Krankenhaus. Noch habe ich keinen Coronapatienten verloren. Ich möchte nicht, dass eine geimpfte Person der erste Todesfall wird. Die diensthabende Oberärztin im Krankenhaus ist meiner Meinung und gibt mir sofort telefonisch eine Bettenzusage. Die Patientin wird stationär aufgenommen. Nach zwei Tagen mit fiebersenkenden Infusionen geht es ihr wieder einigermaßen gut. Die PCR-Tests am ersten und am zweiten Tag ihres Krankenhausaufenthalts sind beide negativ.

Ihr Fall bleibt 2021 kein Einzelschicksal.

Ich denke an eine Gruppe von neun engagierten Zivildienern beim Roten Kreuz. Alle neun zwischen 18 und 21 Jahre alt, schlank und kerngesund. Die statistische Wahrscheinlichkeit, dass einer von ihnen aufgrund einer SARS-CoV-2 Infektion ernsthafte gesundheitliche Probleme erleiden würde, ist unendlich gering.

Mit sanftem Druck vom Landesverband des Roten Kreuzes werden die jungen Männer dazu angehalten, sich gleich zu Beginn der Impfkampagne immunisieren zu lassen. Der verwendete Impfstoff ist Vaxzevria® von AstraZeneca.

Acht von ihnen fallen die nächsten drei Tage für den Dienst aus. Sie liegen mit Schüttelfrost, Muskelschmerzen und hohem Fieber im Bett. Einer von ihnen gibt an, dass er seine Arme und Beine nicht richtig wahrnehmen kann. Nur einer der jungen Männer fühlt sich in der Lage, nach einer durchwachten Nacht mit Fieberschüben bis zu 39 Grad am nächsten Tag als Fahrer in den Rettungswagen zu steigen. Alle neun überleben die Impfung ohne weitere Folgen.

Dazu der Originaltext von AstraZeneca: »Nach der Impfung können Sie mehr als eine Nebenwirkung gleichzeitig haben (z.B. Muskel-/Gelenksschmerzen, Kopfschmerzen, Schüttelfrost und allgemeines Unwohlsein). Wenn eines Ihrer Symptome anhaltend ist, wenden Sie sich bitte an Ihren Arzt, Apotheker oder das medizinische Fachpersonal.«

Als ob die Genannten die Impfung dann rückgängig machen oder die Flüssigkeit mit einer Nadel aus dem Muskel herausziehen könnten.

In einem Rote-Hand-Brief an die Ärzteschaft heißt es unter anderen angsteinflößenden Punkten: »Nach der Verabreichung von Vaxzevria, typischerweise innerhalb der ersten vier Wochen nach der Impfung, wurden Fälle von Thrombozytopenie, einschließlich Immunthrombozytopenie (ITP), berichtet.«

Drei Sätze weiter heißt es in dem Schreiben: »Es wurden Fälle mit tödlichem Ausgang gemeldet.«

Während ich die Zeilen lese, muss ich an die Aussagen von handverlesenen Virologen und Immunologen denken, die in Radio und Fernsehen kategorisch ausschließen, dass von der Impfung eine größere Gefahr ausgehen kann. Woher sie diese Sicherheit nehmen, bleibt mir ein Rätsel.

Dass eine Impfung gefahrlos sei, haben die Forscher übrigens schon vor über zehn Jahren behauptet. Damals ging es um einen schnell entwickelten Impfstoff gegen die H1N1-Schweinegrippe 2009/2010. Unerwartet führte die Impfung zu vermehrten Fällen von Narkolepsie vor allem bei Kindern und Jugendlichen. Symptome dieser Krankheit sind anfallsartiger Schlafdrang und Verlust der Muskelspannung bei Tag sowie Schlafstörungen in der Nacht. Unfälle und verminderte Arbeitsfähigkeit sind die Folge. Narkolepsie ist eine lebenslang andauernde Erkrankung mit einer um das Eineinhalbfache erhöhten Sterblichkeit. Studien haben später einen Zusammenhang mit der Impfung klar bestätigt.

Es ist schon eine gehörige Portion Gottvertrauen oder Mut notwendig, um sich einen Impfstoff verabreichen zu lassen, der ungewöhnlich häufige Nebenwirkungen hat und dessen Harmlosigkeit in Bezug auf Langzeitfolgen wir nicht mit Sicherheit garantieren können. Für Risikogruppen ist die Entscheidung zwischen Impfung und dem Risiko einer Infektion noch relativ leicht zu treffen. Schwieriger ist die Abwägung für all jene, die nicht zu einer Risikogruppe zählen.

Die Zeit vergeht.

Der Sommer 2021 gibt der Bevölkerung einen Hauch von Normalität zurück. Nebenbei läuft die weltweit umfangreichste Impfkampagne der Geschichte. Je mehr Zeit vergeht, desto mehr Studienergebnisse gibt es. Da und dort äußern Politiker voreilig die Hoffnung, die Pandemie könnte vorüber sein. Andere warnen vor dem kommenden Herbst und der nächsten Ansteckungswelle.

Die Polarisierung zwischen Geimpften und Ungeimpften wird immer deutlicher. Ab Mitte 2021 beginnt eine politische Diskussion über einen Lockdown für Ungeimpfte. Anfangs glaubt kaum jemand, dass so etwas je in Österreich passieren könnte. Schließlich sind es die Politiker, die den Zusammenhalt der Gesellschaft beschwören.

Im Herbst wird der Lockdown für Ungeimpfte Realität.

Noch nie in der Medizingeschichte war die persönliche Freiheit an eine Impfung gebunden. Allerdings hat die Medizin in ihrer Geschichte schon öfter massiv in das gesellschaftliche Leben eingegriffen. Im Mittelalter wurden zum Beispiel Aussätzige in eigene Siechenhäuser außerhalb der Stadtmauern verbannt.

Spätestens im Herbst wird auch klar, dass die Impfung keine sterile Immunität hinterlässt. Geimpfte Menschen können die Krankheit weiterhin übertragen und auch weiterhin erkranken. Einigkeit besteht lediglich darin, dass die Krankheit bei Geimpften durchwegs milder verläuft, weshalb auch intensivmedizinische Behandlungen weit seltener notwendig sind.

Wie wir es auch drehen und wenden: Die Pandemie lässt uns wenig Handlungsoptionen. Die Vermeidung zusätzlicher Todesopfer gelingt nur über die Einschränkung der individuellen Freiheit. Diesbezügliche politische Entscheidungen bleiben eine Frage der Abwägung, wobei sich die Einschätzung der Risikofaktoren laufend verschiebt.

Dementsprechend verschiebt sich auch der Inhalt meiner ärztlichen Tätigkeit. Viele Patienten wollen diskutieren und fordern mich heraus.

Ein Patient fragt mich: »Haben Sie gelesen, wie viele Menschen in den Altersheimen nach der Impfung sterben?« Ich stelle eine Gegenfrage: »Haben Sie schon einmal überlegt, dass die ältesten und schwächsten Mitglieder der Gesellschaft ohnehin sterben und die zeitliche Nähe zur Impfung mit allergrößter Wahrscheinlichkeit ein Zufall ist?« Und ich frage weiter: »Haben Sie geglaubt, dass alte und kranke Menschen durch die Impfung unsterblich werden?«

Ein anderer Patient fragt mich, wie ich den Umgang mit den vielen Ungeimpften aushalte. Ich frage ihn, ob er als Arzt Menschen aufgrund ihres Impfstatus in Gut und Böse teilen würde. Und ob er die Impfung allen seinen Patienten ohne Vorbehalte empfehlen würde. Oder ob die Menschen diese Entscheidung nicht doch lieber selbst treffen sollten.

Beiden Seiten halte ich die guten Argumente der jeweils anderen Seite entgegen. Ich versuche, einseitige Interpretationen der Ereignisse infrage zu stellen. Für mich selbst und meine Patienten. Dabei orientiere ich mich an den mir zugänglichen wissenschaftlichen Fakten.

Immer wieder konfrontieren mich Patienten mit dem Schicksal eines bekannten österreichischen Journalisten. »Der ist auch unmittelbar nach der Impfung gestorben.«

Oder wesentlich provokanter: »Der ist während der Impfung vor laufender Kamera gestorben.« Zum Hintergrund: Von Alter und Gebrechlichkeit gezeichnet, hat sich der beliebte Journalist kurz vor seinem Ableben bereit erklärt, an einem Werbespot zugunsten der Impfkampagne mitzuwirken. Wer die Einschaltung im Fernsehen sieht, wird Zeuge eines entwürdigenden Schauspiels. Eingesunken und mit schwacher Stimme appelliert der greise Mann an die Zuseher, sich impfen zu lassen. Offensichtlich hat er sich an seinen Rat gehalten und sich die Injektion verabreichen lassen. Einige Tage später stirbt die Journalistenlegende im Alter von 94 Jahren.

Impfbefürworter argumentieren, dass der Doyen des österreichischen Journalismus ohnehin in absehbarer Zeit gestorben wäre.

Impfgegner sagen, es war ganz klar die Impfung.

Ich bin mir sicher, dass ich mich keiner dieser beiden Sichtweisen anschließen möchte.

Faktum ist: Es gibt bisher keinen eindeutigen wissenschaftlichen Beweis für einen kausalen Zusammenhang zwischen den Todesfällen und der Impfung. Wir wissen zu wenig darüber, welche Auswirkungen die Konfrontation eines in die Jahre gekommenen Immunsystems mit einem mRNA-Impfstoff auf das fragile Gleichgewicht immunologischer Prozesse hat. Es ist durchaus möglich, dass eine impfbedingte Verschiebung von Immunkompetenz einen tödlichen Prozess begünstigt hat. Wir sehen aber auch viele geimpfte ältere Menschen, die nach der Impfung keinerlei Probleme haben. Eine hundertprozentige Gewissheit, dass die eine oder die andere Seite recht hat, werden wir, wenn überhaupt, wahrscheinlich erst in einigen Jahren erlangen können, wenn die Wirkung dieses Impfstoffs besser erforscht ist.

Bei den meisten Impfgegnern und auch bei vielen Impfbefürwortern stoße ich mit differenzierten Argumenten auf taube Ohren. Aufgeheizte Gefühle regieren die Diskussion. Es wird viel geredet und wenig zugehört. Patienten auf beiden Seiten fühlen sich bedroht und wollen klare Antworten. Sofort.

Das kann ich nicht bieten. Ich bitte um Verständnis dafür, dass wir Ärzte die geforderte wissenschaftliche Klarheit derzeit nicht liefern können.

Zum Zeitpunkt der Entstehung dieses Buches stehen wir vor der vierten Welle. Die Omikron-Variante des SARS-CoV-2-Virus ist deutlich ansteckender als die bisherigen Mutationen. Erste Studien deuten darauf hin, dass erst die dritte Impfung einen relativ guten Schutz gegen diese Variante bietet. Insgeheim hoffe ich, dass sich diese Variante als weniger gefährlich, dafür aber als hochinfektiös entpuppt. Das wäre ein wesentlicher Schritt zur Herdenimmunität.

In dieser Phase beschließt die österreichische Bundesregierung die allgemeine Impfpflicht. Sie soll ab Februar 2022 gelten. Konkret bedeutet das zwar noch immer keinen Impfzwang. Geplant sind aber empfindliche Geldstrafen für jene, die sich dann noch immer nicht impfen lassen wollen.

Die Impfpflicht klingt in Anbetracht ungewöhnlich häufiger Impfnebenwirkungen für manche wie eine Verpflichtung zum russischen Roulette. Auch wenn beim entsprechenden Revolver nicht nur fünf, sondern Hunderttausende Kammern in der Trommel leer sind.

Einigkeit besteht unter Virologen, Mathematikern und Statistikern lediglich darin, dass eine Herdenimmunität notwendig sein wird, um die Pandemie zu beenden. Um Herdenimmunität zu erreichen, gibt es zwei Wege: Alle Einwohner müssen entweder die Erkrankung durchmachen oder sich impfen lassen. Zum Jahresende 2021 ist es immer noch rund ein Viertel der Bevölkerung, das sich weder für das eine noch für das andere entscheiden will. Ideale Bedingungen für das Virus und seinen Drang zur Mutation.

Ich sage zu einem Skeptiker: »Warum sprechen Sie immer nur von denen, die gestorben sind, und nicht von denen, die noch leben?« Die Zahl der Menschen, die dank der Impfung noch ein paar Monate länger leben können, kann auch nicht eruiert und plakatiert werden.

Er geht auf meine Überlegungen nicht ein. Als Antwort höre ich: »Haben Sie schon gehört, dass Frauen auf die Impfung unfruchtbar werden?«

Ich muss lächeln. »Im Ernst, wie soll das wissenschaftlich untersucht worden sein? Die Fruchtbarkeit einer Frau zeigt sich erst mit der Empfängnis.« Ich schaue meinem Gegenüber ins Gesicht. Weil ich keine Regung sehe, fahre ich fort: »Gäbe es massenhaft Frauen, die nach der Impfung versucht haben, schwanger zu werden, und es nicht geworden sind, dann wäre das höchstens ein Indiz dafür, dass die Impfung eine von möglicherweise Hunderten Ursachen dafür sein kann.«

Mein Gesprächspartner sagt: »Ihr Ärzte habt ja immer für alles eine Erklärung.« Er meint es nicht böse, fühlt sich aber offensichtlich in die Ecke gedrängt.

Ich will keinen Unfrieden und versuche das Gespräch zu beruhigen: »Abgesehen davon ist mir keine Studie bekannt, die von solchen Fällen berichtet. Aus meiner Praxis kann ich Ihnen jedenfalls berichten, dass sowohl geimpfte als auch ungeimpfte Frauen schwanger werden und dass es kein erhöhtes Aufkommen an Paaren gibt, die wegen Fruchtbarkeitsproblemen zu mir kommen.«

Ich schlage ein Gedankenexperiment vor.

Mein Gegenüber ist einverstanden.

»Wenn wir untersuchen würden, wie viele alte Menschen in den Tagen nach dem Verzehr eines Schnitzels an welcher medizinischen Komplikation auch immer versterben, würden wir dann zum Schluss kommen, dass Schnitzel tödlich sind?«

Dass eine solche Argumentation seltsam wäre, leuchtet dem Herrn offenbar ein. Sein Gesichtsausdruck wird nachdenklich. Er schweigt.

Ich fahre fort: »Nehmen wir fünfzig Menschen von der Straße und teilen wir sie in zwei Gruppen zu je 25 Probanden.« Mit meinen Händen deute ich eine Teilung meiner Ordination in zwei Seiten an. An der Mimik meines Patienten sehe ich, dass er mit der bisherigen Versuchsanordnung einverstanden ist.

Ich deute auf die rechte Seite des Raumes. »Den Probanden in der einen Gruppe sagen wir, dass sie die Impfung mit dem neuen Impfstoff von BioNTech-Pfizer bekommen, den anderen ...«, ich deute auf die linke Seite, »... erklären wir, dass sie mit einer harmlosen Kochsalzlösung geimpft werden.«

Ich mache eine Pause und warte.

Mit einem Kopfnicken gibt mir mein Gegenüber zu verstehen, dass er alles verstanden hat und ich fortfahren kann.

»Den Probanden in der Kochsalzgruppe erklären wir, dass sie außer einem kleinen Einstich überhaupt nichts spüren werden und dass nach einer Infiltration mit Kochsalz auch keine Nebenwirkungen zu erwarten sind.«

Wieder nickt mein Patient.

»Die andere Gruppe bereiten wir auf den echten Impfstoff vor und erklären ihr, was alles passieren kann, so wie es im Beipacktext steht. Vor allem klären wir die Probanden über das Thromboserisiko auf.«

»Genau«, sagt mein Patient. Offenbar verfolgt er unseren Versuch angeregt mit.

Um die Sache noch eindringlicher zu gestalten, sage ich wahrheitsgemäß: »Derartige Versuche sind im Übrigen in anderem Zusammenhang auch wirklich durchgeführt worden.«

»Ja, und weiter?«, fragt er ungeduldig.

»Jetzt kommt der Clou an unserem Versuch.« Ich unterbreche mich selbst, um die Spannung noch ein wenig zu steigern. »Die Probanden auf der rechten Seite, die den echten Impfstoff von BioNTech-Pfizer erwarten, impfen wir entgegen ihrer Erwartung mit einem Milliliter Kochsalz.«

Der Patient ahnt, was kommt, und nickt.

»... und der linken Gruppe, also den Probanden, die auf Kochsalz vorbereitet sind, verabreichen wir den echten Impfstoff.«

Mein Patient lächelt. Bei der Auflösung kommt er mir zuvor: »Die mit dem Kochsalz werden sagen, dass sie die Nebenwirkungen der Impfung spüren.«

»Ja, genau das ist zu erwarten.«

Der Patient nickt nachdenklich: »Sie haben recht. Da wird sich viel im Kopf abspielen.«

Einen Moment lang genieße ich meinen kleinen Triumph. Allerdings will ich nicht überheblich wirken. Ich will erreichen, dass mein Gegenüber seine Meinung überdenkt. Dazu ist es notwendig, den Impfskeptiker das Gesicht wahren zu lassen. Daher sage ich: »Ich will gar nicht abstreiten, dass es vielleicht da und dort impfbedingte Todesopfer geben wird. Wenn wir aber um den Preis von wenigen Toten Millionen Leben retten können, glaube ich, dass die Menschheit ein gutes Geschäft mit der Medizin macht.«

Er schaut mich nachdenklich an.

Ich spüre, dass mein Überzeugungsversuch gelingen könnte. Ein kleines Argument habe ich noch auf Lager: »Wenn Sie jetzt mit dem Auto nach Hause fahren, ist die statistische Wahrscheinlichkeit, dass Sie einen tödlichen Autounfall erleiden werden, um ein Vielfaches höher, als dass Ihnen die Coronaimpfung zum Verhängnis wird.«

Er wiegt den Kopf hin und her.

»Außerdem haben Sie weder zu wenig Thrombozyten, noch haben Sie Krampfadern. Sie sind Nichtraucher und schlank und Sie sind über sechzig Jahre alt. Da ist die immunologische Reaktion auch nicht mehr so überschießend wie bei einem Zwanzigjährigen. Sie würden höchstwahrscheinlich von der Impfung profitieren«, füge ich noch hinzu. Dann fällt mir noch ein: »Und nicht zuletzt schützen Sie andere.«

Damit habe ich meine Argumente angebracht. Ich kann nur noch auf seine Antwort warten.

Eine Weile schweigt er. Dann sagt er: »Wenn Sie wollen, können Sie mich sofort impfen.«

Ich schüttle den Kopf und wiederhole, was ich in solchen Situationen schon oft gesagt habe: »Erstens habe ich keinen Impfstoff in der Ordination, und zweitens, wenn Sie bereit sind, sich die Impfung geben zu lassen, ist es doch vollkommen unerheblich, wer Ihnen den Stich verabreicht, oder?«

Wieder nimmt sich mein Patient die Zeit, nachzudenken. »Eigentlich haben Sie recht.«

In seinem Fall befürworte ich die Impfung. Im Nachhinein habe ich erfahren, dass es bei ihm abgesehen von leichter Abgeschlagenheit am Tag danach keine Nebenwirkungen gab.

Es gibt aber auch Fälle, bei denen ich klar von einer Impfung abrate.

Die Mutter von zehnjährigen Zwillingen besucht mich in der Ordination.

»Herr Doktor, ich möchte meine Töchter impfen lassen, aber mein Mann ist dagegen.«

Ich frage: »Warum möchten Sie die Mädchen impfen lassen?«

»Damit sie vor Corona geschützt sind.«

Wortlos und nehme ich ein Blatt Papier zur Hand.

Während ich eine horizontale Basislinie zeichne, sage ich: »Wir wissen, dass das SARS-CoV-2-Virus vor allem für ältere und gebrechliche Menschen gefährlich ist.« Ich zeichne eine ansteigende Linie, die das zunehmende Risiko mit zunehmendem Alter verdeutlichen soll. Zirka einen Zentimeter über der horizontalen Basislinie zeichne ich eine parallel verlaufende gerade Linie ein. Mit dem Kugelschreiber fahre ich diesen Strich entlang und sage: »Nehmen wir an, diese Linie symbolisiert die Gefährlichkeit der Impfung, also deren mögliche Nebenwirkungen.«

Die Mutter der Zwillinge nickt. Sie versteht offensichtlich, was ich meine.

Ich führe die Spitze des Kugelschreibers an den Schnittpunkt der ansteigenden und der geraden Linie und sage: »Für alle Patienten rechts von diesem Schnittpunkt gilt, dass der Vorteil der Impfung überwiegt, weil die Gefährlichkeit der möglichen Nebenwirkungen geringer ist als der positive Nutzen.«

Ich mache eine Pause und schaue ins Gesicht der besorgten Mutter. Ich denke, dass sie jetzt schon versteht, was ich mit der Skizze sagen will. »Ihre Töchter befinden sich in Bezug auf Alter und Gesundheit definitiv links von diesem

Punkt. Die Wahrscheinlichkeit, dass ihnen eine mögliche Coronaerkrankung Probleme bereiten wird, liegt klar unter der Wahrscheinlichkeit, dass die Impfung Probleme bereiten wird.«

»Aber ein Kinderarzt hat im Fernsehen gesagt, dass es auch bei Kindern und Jugendlichen schwere Verläufe gibt.«

Ganz ruhig sage ich: »Ja, die gibt es, aber sie sind unendlich selten.« Dann fällt mir noch ein: »Statistisch durchaus vergleichbar sind schwere Sportunfälle. Sie wissen, dass es solche Unfälle gibt, und trotzdem lassen Sie Ihre Töchter in der Schule am Turnunterricht teilnehmen und auf die Sportwoche mitfahren.«

Eine Weile schweigt die Mutter der beiden Mädchen. Dann sagt sie: »Ich glaube, diesmal wird mein Mann recht behalten. Die Mädchen wollen sich eh nicht impfen lassen.«

Mit einem Lächeln im Gesicht sage ich: »Ich denke, die jungen Damen beweisen damit ein gutes Gespür für die Zuverlässigkeit ihres Immunsystems.«

Sechs Monate nach Beginn der Impfkampagne wissen wir, dass die Impfung schützt. Nicht perfekt, aber statistisch gesehen unbestreitbar. Allerdings läuft nicht alles so glatt, wie es der Großteil der Medien darstellt.

Herr Deka ist vierzig Jahre alt. Er leidet seit 13 Jahren an einer schweren Autoimmunerkrankung. Sein Schicksal geht mir nahe. Mit jedem Entzündungsschub verliert er Kraft und Muskelmasse. Als Folge der Erkrankung ist er schwerhörig geworden. Jeden Tag steht er mit Schmerzen in seinen Gelenken auf. Jeden Abend geht er mit Schmerzen ins Bett.

Ich frage: »Herr Deka, was tut Ihnen genau weh?« Er antwortet: »Ich kann es Ihnen beim besten Willen nicht sagen, einfach alles.«

Am rechten Auge ist Herr Deka krankheitsbedingt erblindet. Ein körperliches Wrack. Er sagt: »Wissen Sie, ich möchte so gerne noch ein bisschen leben.« Für die Pensionsversicherungsanstalt ist das alles zu wenig. In einem Urteil des Arbeits- und Sozialgerichtes steht: »... ist die Arbeit als Portier durchaus zumutbar.«

Mit starken immundämpfenden Medikamenten ist Herr Deka einigermaßen zufriedenstellend eingestellt. Manchmal sprechen wir darüber, dass er nicht so alt werden wird wie andere Menschen. Er sagt: »Das weiß ich.«

Dann kommt Corona.

Sowohl die Universitätsklinik als auch ich als sein Hausarzt empfehlen ihm die Coronaimpfung. Er vertraut uns. Zwei Wochen nach der Impfung verliert er auf seinem linken Auge plötzlich neunzig Prozent der Sehkraft. Die Universitätsklinik zweifelt in einem Arztbrief nicht an, dass es sich beim Verlust des Augenlichtes um eine Folge der Impfung handeln könnte. Im gleichen Brief heißt es jedoch, dass ebenso auch ein neuerlicher Krankheitsschub als mögliche Ursache für die Tragödie in Betracht zu ziehen wäre.

Verzweifelt sitzt er mir gegenüber und sagt: »Das habe ich jetzt von der Impfung.«

Zunächst schweige ich betreten. Ich sehe, dass er mit den Tränen kämpft.

Er sagt: »Ich mache Ihnen keinen Vorwurf. Ich weiß, dass ich ein Hochrisikopatient bin und dass ich eine Coronainfektion wahrscheinlich nicht überleben würde. Aber im Augenblick wäre mir lieber, ich könnte noch wenigstens mit dem Auto fahren.« Nach einer Pause sagt er: »Wenn ich das Schattensehen am linken Auge auch noch verliere, bin ich vollkommen blind.«

Ich weiß nicht, was ich sagen soll. Schließlich sage ich: »Herr Deka, wahrscheinlich würde ich Ihnen trotzdem noch einmal zur Impfung raten.« Ich spüre, dass ich ihm eine Erklärung für diese Aussage schuldig bin. Daher fahre ich fort: »Durch die Kombination Ihrer Erkrankung und der Medikamente sind Sie wirklich hoch gefährdet, an einer Coronainfektion zu sterben.« Ich weiß, dass die Worte für ihn nur eine leere Wiederholung sind.

Er sagt: »Wenn ich an Corona gestorben wäre, wäre es einfach ein Schicksalsschlag gewesen. So aber habe ich durch meine Einwilligung mir selbst Schaden zugefügt.« Seine Stimme klingt resigniert. »Ich werde damit leben müssen.«

Ich habe keine tröstenden Worte und schäme mich für meine Gesundheit.

Hintergründe:

Impfungen sind seit jeher umstritten. Die Ängste und Verschwörungstheorien von Impfgegnern sind so alt wie die Geschichte des Impfens selbst. Sie beginnt mit dem erfolgreichen Kampf der Medizin gegen die Pocken. Dem englischen

Arzt Edward Jenner gelingt 1796 die erste Impfung gegen die epidemisch auftretende Erkrankung, indem er Krankheitserreger in die Haut eines achtjährigen Jungen ritzt. Injektionsnadeln gibt es noch nicht. Der Knabe ist der Sohn seines Gärtners. Die Erreger gewinnt er aus den Eiterblasen von an Kuhpocken erkrankten Menschen. Die Kuhpocken sind an und für sich harmlos. Daher der Name Vakzine (lat.: vacca = die Kuh). Offensichtlich schützen die Kuhpocken gegen die tödlichen Menschenpocken. Ein heute barbarisch anmutender Versuch wird zum Meilenstein in der Medizingeschichte.

Die Pocken sind eine durch Tröpfchen übertragene Erkrankung, die zu einem pustelartigen Ausschlag und hohem Fieber führt. Blindheit und schwere neurologische Schäden sind eine häufige Folge. Millionen Menschen starben an der epidemisch auftretenden Erkrankung. Die Sterblichkeit unter den Infizierten beträgt je nach Quelle zwischen zwanzig und vierzig Prozent.

In den 1870er-Jahren führt das Deutsche Reich eine Impfpflicht gegen die Blattern ein. Sowohl die Fallzahlen als auch die Anzahl der Todesfälle gehen signifikant zurück.

Trotzdem regt sich Widerstand.

Skeptiker warnen zu Beginn des 19. Jahrhunderts davor, dass die Pockenimpfung zur Verwandlung des immunisierten Menschen in eine Kuh führen könnte. Die Idee ist nicht weniger absurd als die Vorstellung, im Rahmen der Coronaimpfung 2021 einen Chip implantiert zu bekommen. Offensichtlich ist die Angst vor dem Schicksalsschlag einer Erkrankung nicht so ausgeprägt wie die Angst, selbst eine falsche

Entscheidung getroffen zu haben. Die Nebenwirkungen einer freiwilligen Immunisierung wiegen subjektiv schwerer als die Folgen einer schicksalhaften Infektion. Die menschliche Intuition schert sich nicht um Statistiken. Sonst dürfte es auch keine Flugangst geben. Immerhin ist Fliegen statistisch gesehen die sicherste Art zu reisen. Impfungen sind statistisch gesehen die sicherste Art, Infektionskrankheiten zu vermeiden.

Die Argumente der Impfskeptiker sind im Grunde immer dieselben. Von Impfaberglauben und Geschäftemacherei der Ärzteschaft ist die Rede. Impfen sei wider die Natur, und Impfungen würden das Immunsystem schwächen und andere Erkrankungen begünstigen. Die erste Zeitschrift von Impfgegnern erscheint in England. Henry Pitman aus Manchester gibt 1869 »The Anti-Vaccinator« heraus. Es erscheinen immerhin 18 Ausgaben.

Im nationalsozialistischen Deutschland formiert sich bald nach der Machtübernahme durch die NSDAP zunehmender Impfwiderstand. Immer noch gilt die aus dem Jahr 1874 stammende Impfpflicht gegen Pocken. Im Hetzblatt »Der Stürmer« heißt es: »... mir ist so komisch zu Mut, Gift und Jud tut selten gut.« Die Karikatur dazu zeigt einen Mann, der an einem weißen Kittel und einer Spritze in der Hand als Arzt und an seiner Hakennase als Jude erkennbar sein soll. Impfen wird als Erfindung der Juden und als Rassenschande dargestellt. Der gesunde Volkskörper der Herrenmenschen braucht keine Impfung.

Die Nationalsozialisten setzen die Impfpflicht gegen Pocken aus. Gestorben wird auf dem Schlachtfeld.

Nach dem Krieg führt der österreichische Staat die verpflichtende Immunisierung 1948 wieder ein. Nach unterschiedlichen Schätzungen starben im 20. Jahrhundert immer noch rund 400 Millionen Menschen an den Pocken. Die USA beenden die Routineimpfung mit Pockenimpfstoff 1972. Erst 1979 erklärt die WHO die Pocken für besiegt. Dieser Sieg ist wohl überwiegend ein Verdienst des Impfens.

Rückblickend müssen wir zur Kenntnis nehmen, dass bei einer von 10.000 Impfungen schwere Nebenwirkungen aufgetreten sind. Ein bis zwei Todesopfer pro einer Million Impfungen waren der Preis für die Ausrottung der Pocken.

Den Impfstoff gibt es immer noch. Ebenso wie das Pockenvirus, das laut einem Bericht der FAZ weiterhin in zwei Hochsicherheitslabors auf Lager gehalten wird. Vielleicht werden neue Kriege ja mit Viren geführt.

In hitzig geführten Debatten rund ums Impfen verwenden die Diskutierenden gerne die Begriffe Impfschaden, Langzeitfolgen und Spätfolgen. Oft ist die Verwendung dieser Begriffe unreflektiert. Ein Impfschaden, z.B. eine impfbedingte Gehirnentzündung, der aufgrund seines seltenen Auftretens erst spät entdeckt wird, ist keine Spätfolge, sondern eine spät entdeckte Folge der Immunisierung.

Eine Spätfolge wäre eine Folge, die erst mit deutlichem zeitlichen Abstand nach einer Impfung eintritt und dennoch eindeutig auf die Impfung zurückzuführen ist. Solche Spätfolgen sind aus der Impfgeschichte nicht bekannt. Alle unerwünschten Nebenwirkungen treten wissenschaftlich gesehen stets im Zeitraum von wenigen Tagen bis Wochen nach der Immunisierung auf. Somit ist die Rede von Spätfolgen ein Ausdruck von diffusen Ängsten und Vorbehalten, die einer wissenschaftlichen Basis entbehrt.

Langzeitfolgen sind gesundheitliche Störungen, die eine lange Zeit anhalten. Das einzige Beispiel für eine solche extrem seltene Nebenwirkung ist die Narkolepsie nach der Impfung gegen die Schweinegrippe 2009/2010.

Impfgegner heben mögliche Nebenwirkungen von Impfungen hervor. Sie vergessen dabei, wie viele Todesopfer die einzelnen Erkrankungen gekostet haben. Diphtherie, Masern, Mumps und Röteln haben jahrhundertelang eine erschreckend hohe Zahl von Kindern hinweggerafft oder schwere Krankheitsfolgen hinterlassen. Ältere Menschen können sich noch gut an die verkrüppelten Gliedmaßen von Poliomyelitis-Patienten erinnern. Erst die erfolgreichen Bemühungen, diese Erkrankungen mittels Impfungen zu eliminieren, ermöglichen es Impfgegnern, in der Öffentlichkeit mit Aussagen über Impfschäden Gehör zu finden.

Eindeutig widerlegen epidemiologische Daten die Aussage, dass Wohlstand und Hygiene Masern, Mumps und Röteln ohnehin zum Verschwinden gebracht hätten. So wurden in den USA 1963 noch 500.000 Masernerkrankungen mit zirka 500 Todesopfern gezählt. Wenige Jahre nach der Einführung der Impfung sank die Zahl der Erkrankungen um 98 Prozent. Das ist eine klare Aussage.

1930 sterben im Rahmen einer neuartigen Tuberkuloseimpfung mit der Calmetteschen Lösung in Lübeck 77 Kinder. Es ist die größte Impftragödie im 20. Jahrhundert. Die aus Paris importierte BCG-Kultur wird bei der Herstellung der zur Impfung benötigten oralen Lösung im Labor mit echten Krankheitserregern kontaminiert. Der verantwortliche Arzt ist nachlässig und bemerkt den Fehler zu spät. Später verurteilt ihn ein Gericht zu zwei Jahren Gefängnis.

Dieses Beispiel zeigt, dass Ärzte auch beim Impfen immer wieder tragische Fehler machen können. Trotzdem ist das Lübecker Impfunglück kein Argument gegen das Impfen. Die Impfung an sich war nicht die Ursache für den Tod der Kinder, sondern die Kontamination des Impfstoffes durch menschliches Versagen.

Kurz beschrieben lautet das Funktionsprinzip einer Impfung: Es gelingt, einen Krankheitserreger abzuschwächen, zu teilen oder abzutöten und diese Substanz als Impfstoff reproduzierbar zu isolieren. Wenn der menschliche Körper mit einem solchen Impfstoff in Kontakt kommt, bildet das Immunsystem Antikörper, die den veränderten Krankheitserreger erfolgreich bekämpfen. Die solchermaßen gezielt produzierten Antikörper zirkulieren weiterhin im Blut und sind somit schnell zur Stelle, wenn echte Krankheitserreger den Körper infizieren. Auf einen solchen Ernstfall hat die Impfung das Immunsystem vorbereitet. Es kann nun entsprechende Antikörper wesentlich schneller produzieren, sodass es den biochemischen Wettlauf mit dem eindringenden echten Krankheitserreger gewinnen und diesen erfolgreich vernichten kann, ohne dass der Patient Symptome hat. So viel zum allgemeinen Funktionsprinzip herkömmlicher Impfungen.

Bei den mRNA-Impfungen, die gegen die Coronapandemie zum Einsatz kommen, enthält der Impfstoff keine abgeschwächten Krankheitserreger, sondern einen genetisch kodierten Bauplan. Die Impfung führt dazu, dass Körperzellen dem Bauplan entsprechend spezifische Antigene produzieren. Diese vom Organismus selbst hergestellten Antigene werden in weiterer Folge vom menschlichen Immunsystem als fremd erkannt und führen vereinfacht beschrieben zur gleichen Immunantwort, wie wir sie von Totimpfstoffen kennen.

Das Prinzip von Wirkung und unerwünschter Nebenwirkung gilt aber auch für das Thema Impfen. Impfungen können sich, auch wenn sie ihren primären Zweck erfüllen, vorübergehend nachteilig auf das Immunsystem in seiner Gesamtheit auswirken. Bedauerlicherweise können auch diese kurzzeitigen Veränderungen der immunologischen Reaktion unerwünschte Folgen haben. Prägnant stellt die Tiroler Gesellschaft für Allgemeinmedizin diesen Zusammenhang im Juni 2016 dar: »Impfungen greifen insbesondere im Säuglingsalter in die Entwicklung des Immunsystems ein, verschieben das natürliche Gleichgewicht zwischen der nicht messbaren zellulären Immunität (Th1) zugunsten der messbaren Antikörperproduktion (Th2). Die erzeugten Antikörper schützen zwar meist vor der Krankheit, gegen die geimpft wurde, jedoch haben Geimpfte bei Th2-Stimulation des Immunsystems durch Hemmung der zellulären (Th1)-Immunität eine schwächere Abwehr gegen andere Erreger.«

Zu einem ähnlichen Ergebnis kommt auch eine Langzeitstudie dänischer Wissenschaftler an 15.000 Kleinkindern in Guinea-Bissau. Dabei stellen die Forscher einerseits fest, dass die Impfung der Kinder gegen Tuberkulose und Masern zu einer Reduktion der Kindersterblichkeit auf annähernd die Hälfte führt – ein Effekt, den sie in dieser Deutlichkeit nicht erwartet hatten.

Andererseits aber führt die DTP-Impfung gegen Diphtherie, Wundstarrkrampf und Keuchhusten im Säuglingsalter paradoxerweise zu einer doppelt so hohen Kindersterblichkeit wie in der Vergleichsgruppe der nicht DTP-geimpften Kinder.

Werden die Kinder aber in einem höheren Alter geimpft, tritt dieser negative Nebeneffekt nicht auf.

Im Fall der Tuberkulose- und Masernimpfung übt der Impfstoff also offenbar zusätzliche positive Effekte auf das gesamte Immunsystem aus. Die DTP-Impfung hingegen immunisiert zwar auch die kleineren Kinder gegen diese drei Krankheiten. Der Impfstoff schwächt jedoch vorübergehend deren natürliche Abwehrkraft gegen andere Erreger.

Wie die Coronaimpfstoffe auf das Immunsystem von Kindern und speziell von kleineren Kindern wirken, ist derzeit noch nicht hinreichend erforscht. Zum Glück gibt es bislang keine Mutation des Coronavirus, die speziell bei Kindern schwere Krankheitsverläufe hervorrufen würde. Damit besteht derzeit keine Notwendigkeit, die Impfung von Kleinkindern zu forcieren.

Zum Zeitpunkt des Erscheinens dieses Buches arbeitet die medizinische Forschung intensiv an der Evaluierung der bisherigen Impfungen gegen Corona und an der Entwicklung neuer Impfstoffe. Demnächst werden die Gesundheitsbehörden einen Totimpfstoff, der aus abgetöteten Coronaerregern besteht, zulassen. Es bleibt jedoch wie bei den mRNA-Impfstoffen abzuwarten, welche Effekte diese Impfung über die unmittelbar nachweisbare Antikörperproduktion hinaus haben wird.

In Anbetracht der ab Februar 2022 geplanten Impfpflicht warten viele Menschen mehr oder weniger verzweifelt auf die Zulassung des Totimpfstoffes. Ich gehe davon aus, dass der psychologische Benefit eines Totimpfstoffes den immunologischen bei Weitem übertreffen wird. Selbst bei unaufgeregten Impfgesprächen höre ich immer wieder den Satz: »Ich warte lieber auf den Totimpfstoff.« Ich antworte: »Bis Anfang 2022 wurden weltweit fast acht Milliarden mRNA-Impfdosen an über 3,6 Milliarden Menschen verimpft. Warum wollen Sie sich ausgerechnet mit einer neuen Vakzine impfen lassen, von der wir noch nicht annähernd so viele Daten haben wie von den inzwischen gut untersuchten mRNA-Impfstoffen?«

Studien werden erst im Laufe der Monate nach seiner Einführung zeigen, ob der Totimpfstoff bezüglich Wirkung und Nebenwirkungen dem mRNA-Impfstoff überlegen oder unterlegen ist. Ein Vorteil steht jetzt schon fest: Der Impfstoff wird weniger emotionale Nebenwirkungen hervorrufen. Das Wirkungsprinzip von Totimpfstoffen ist seit Jahrzehnten bekannt und erprobt und löst weniger Angst als ein mRNA-Impfstoff aus. Ich gehe davon aus, dass sich eine hohe Zahl der bisher Ungeimpften mit einem Totimpfstoff immunisieren lassen wird.

Daran anknüpfend stellen sich die Fragen: Ist eine Impfpflicht notwendig? Ist die Impfpflicht gerechtfertigt? Welche Kriterien müssen erfüllt sein, damit der Staat gemeinsam mit der Medizin einen Eingriff in den persönlichen Immunstatus zur Pflicht machen darf?

Dazu einige grundsätzliche Überlegungen:

1. Prinzipiell stellen Ausbrüche von Ebolafieber in Afrika mit Letalitätsraten von dreißig bis neunzig Prozent eine andere Diskussionsgrundlage für eine Impfpflicht dar als eine Coronapandemie mit einer vermuteten Letalitätsrate von einem Prozent in Österreich. Das hohe Durchschnittsalter und die Tatsache, dass ein hoher Prozentsatz der SARS-CoV-2-Toten in Österreich an einer oder mehreren Vorerkrankungen gelitten hat, legt eher eine partielle Impfpflicht für vulnerable Gruppen und betagte Mitbürger nahe.

2. Die bisher zugelassenen Impfstoffe gegen SARS-CoV-2 hinterlassen keine sterile Immunität. Solange geimpfte Menschen die Erkrankung weitergeben können, entfällt ein gewichtiges Argument für eine generelle Impfpflicht.

3. Die Zahl der Impfdurchbrüche (Impfversagen) liegt bei der Coronaimpfung weit über dem erwarteten Ausmaß. Ein Grund dafür ist die Mutationsfreudigkeit des Virus. Erwiesen ist lediglich, dass geimpfte Probanden mit einem milderen Krankheitsverlauf rechnen dürfen. Insofern entlasten geimpfte Menschen die Spitäler und Intensivstationen.

4. Nur ein gesellschaftlicher Konsens über die Strategie und die Ziele der Pandemiebekämpfung kann zu allgemein akzeptierten Maßnahmen führen. Eine entsprechende öffentliche Diskussion hat in Österreich zu keinem Zeitpunkt stattgefunden. Seit beinahe zwei Jahren reagiert die Regierung kurzfristig und oft tollpatschig auf die einzelnen Infektionswellen. Eine überzeugende Strategie der Verantwortungsträger gegen Corona ist nicht erkennbar. Ich glaube auch nicht, dass es eine geben kann. Die Zielstrebigkeit des Virus ist hingegen beeindruckend.

5. Eine überalterte Gesellschaft neigt zu Vorsicht und hat ein höheres Bedürfnis nach Sicherheit. Eine generelle Impfpflicht kommt diesem Bedürfnis entgegen. Allerdings stellt sich die Frage, ob die Gesellschaft dabei auch die Interessen von Kindern und Jugendlichen ausreichend berücksichtigt. Die Infektion bedeutet für jüngere Menschen keine besondere Gefahr und bringt per se keine nennenswerte Belastung des Gesundheitssystems mit sich. Eine Impfpflicht ab dem Alter von 14 Jahren oder noch jünger dient daher nur dem Zweck, die Ansteckung älterer Menschen und somit eine indirekte Belastung der Gesundheitsinfrastruktur zu verhindern.

6. Unsere Gesellschaft könnte sich beispielsweise auch dafür entscheiden, ältere Menschen und Risikogruppen konsequent räumlich vom Rest der Gesellschaft zu trennen. Spezielle Einkaufszeiten im Supermarkt und sonstigen Geschäften, besondere Kennzeichnung öffentlicher Verkehrsmittel, unternehmensinterne Verlegung von Arbeitsplätzen je nach Alter und Risiko, private Kontakte zwischen Jung und Alt nur nach Test – all diese Maßnahmen wären möglich und würden bestimmt auch mehr Bewusstsein für die Vulnerabilität älterer Menschen schaffen. Stattdessen finden die Interessen von Kindern und Jugendlichen seit Beginn der Pandemie konsequent noch weniger Berücksichtigung als zuvor.

7. Faktum ist, dass die Regierung mit der Impfpflicht die Gräben in unserer Gesellschaft vertieft und für Zulauf zu und für Radikalisierung von politischen Randgruppen sorgt. Daraus resultieren nicht zuletzt Angriffe auf das Gesundheitspersonal. Auch das ist ein Preis, den wir für die Einführung der Impfpflicht zahlen.

ACHTUNG!

Denkfehler sind nicht weniger gefährlich als Impfnebenwirkungen. Daher möchte ich im Einklang mit der Intention dieses Buches zwei Punkte außer Diskussion stellen:

Erstens: Es gibt keinen Zweifel daran, dass Impfungen Menschenleben gekostet haben.

Zweitens: Es gibt keinen Zweifel daran, dass Impfungen Millionen von Menschenleben gerettet und ermöglicht haben.

Diese beiden Punkte spannen den Rahmen auf, in dem eine sinnvolle Diskussion über das Impfen möglich sein sollte. Mit Leugnern auf beiden Seiten erübrigt sich hingegen jeglicher Versuch einer versöhnlichen Auseinandersetzung.

Einem Impftoten und seinen Hinterbliebenen sind 100.000 gerettete Menschen zu Recht egal. Es ist und bleibt ungerecht, dass einzelne Menschen an den Nebenwirkungen der Impfung zu leiden haben. Wir Ärzte sollten uns nicht nur auf die Schulter klopfen, sondern auch an die Opfer der Errungenschaften der Medizin denken.

Nicht jeder Mensch, der über eine Impfung kritisch nachdenkt, ist damit schon ein Impfgegner. Es ist auch nicht angebracht, jeden Menschen, der über eine Veränderung seiner Befindlichkeit nach einer Coronaimpfung berichtet, als Simulanten, Staatsgegner oder Hypochonder zu bezeichnen. Genauso wenig ist es angebracht, alle, die sich impfen lassen, als hirnlose Lemminge zu verunglimpfen.

Die Radikalisierung auf beiden Seiten ist zwar verständlich, weil wir Menschen zuerst emotional reagieren, wenn wir uns bedroht fühlen. Trotzdem hoffe ich, dass wir bald zu einer respektvollen Diskussionskultur und zu einer sachlichen Debatte zurückfinden.

Am Ende jedes Denkprozesses sollte eine Frage stehen. Gefährlich sind nur endgültige Antworten. Gerade die Diskussion rund um Corona und die Impfungen dagegen zeigt: Jedes Mal, wenn ich mich zu einem Standpunkt durchringe, weiß ich, dass ich falschliege. Jedes Mal, wenn sich die Grundlagen ändern, sollte sich auch eine Meinung ändern dürfen.

Impfen bleibt eine Frage des gesellschaftlichen Konsenses. Im Zusammenhang mit der Coronaimpfung möchte ich von einer katastrophalen Kommunikationsstrategie der Gesundheitspolitik sprechen. Auch der berühmte einfache Mann von der Straße ist nicht dumm. Die Bevölkerung spürt, dass in vielen Bereichen der Coronamaßnahmen eine Ungereimtheit die nächste jagt. Während in weiten Teilen der Welt noch kein Impfstoff verfügbar ist, empfiehlt das österreichische Gesundheitsministerium in Anbetracht von reichlich vorhandenen Impfdosen Ende 2021 die dritte Teilimpfung.

Dazu heißt es in einem der Presse zugegangenen Rundschreiben des Gesundheitsministeriums vom Oktober 2021: »Wenn basierend auf dem Nachweis von Antikörpern gegen SARS-CoV-2 fälschlicherweise und entgegen der medizinischen Empfehlung von einer Impfung gegen COVID-19 abgeraten wird und die Persn, der von einer Impfung abgeraten wurde, an COVID-19 erkrankt, so kann dies auch haftungsrechtliche Konsequenzen haben, weil es klar im Gegensatz zur ausdrücklichen medizinischen Empfehlung steht.«

Ist das eine Empfehlung oder eine unverhohlene Drohung? Hilft das der Diskussion? Hilft es der Beendigung der Pandemie? Sollten nicht die behandelnden Ärzte im Einzelfall entscheiden, wem sie wann und wo, wogegen und wozu und wie oft zur Impfung raten? Sollten Ärzte nicht Empfehlungen aussprechen, statt ihren Patienten zu drohen? Wo bleibt die ärztliche Behandlungsfreiheit?

Die Medizin richtet auch Schaden an, wenn sie zur Vermeidung zusätzlicher Todesopfer den Rest der Bevölkerung in Geiselhaft nimmt. Schon jetzt zeigt sich in meinem Ordinationsalltag, dass die politischen Maßnahmen rund um das Thema Impfung enormen emotionalen und psychosozialen Schaden anrichten. In unserem Glauben, wir könnten alles bewerkstelligen, versuchen wir, die Pandemie an die Kapazitäten des öffentlichen Gesundheitswesens anzupassen. Das ist eine anmaßende Herangehensweise mit unabsehbaren Folgen.

WOZU DEN STERBEPROZESS VERLÄNGERN?

Unsere Gesellschaft hat ein Problem: das Sterben.

Wenigen Säuglingen steht im sogenannten Westen eine Armada von hochbetagten Menschen gegenüber. Unsere Gesellschaft entfernt sich immer weiter von einem Gleichgewicht zwischen Sterbeprozessen und Geburten. Das ist problematisch. Weniger Geburten im Vergleich zu Todesfällen pro Jahr bedeutet, dass die Gesellschaft altert und/oder schrumpft. Für die Medizin hat das gravierende Folgen. Sie kann den Tod zwar hinauszögern, aber nicht dauerhaft verhindern.

Wer geboren wird, stirbt über kurz oder lang. Diese These ist noch durch keine Studie widerlegt worden. Gehen wir also davon aus, dass zu jeder Geburt ein Tod gehört. Woher kommt es, dass der Begriff der Geburtshilfe mit positiven und der der Sterbehilfe mit negativen Assoziationen behaftet ist? Während Schwangerschaft und Geburtsprozess medikamentös und operativ zunehmend verkürzt werden, wird der Sterbeprozess hochbetagter und multimorbider Patienten oft qualvoll verlängert. Hilft die Medizin mit ihren lebensverlängernden Maßnahmen mehr den Sterbenden oder sich selbst? Ist die letzte Infusion lebensverlängernd oder tödlich?

Frühsommer 2017.

Ein Radweg in Wien.

Frau Schewy fährt mit dem Fahrrad. Widerwillig. Das ist am angewiderten Gesicht und an ihren mühseligen Bewegungen beim Treten zu erkennen.

Die Hausärztin hat ihr regelmäßige Bewegung empfohlen.

»Es fällt mir schon schwer genug, in der Früh aus dem Bett zu kommen.«

»Aber Bewegung ist gesund, und Sie wollen doch gesund sein.«

Frau Schewy weiß nicht, ob sie gesund sein will. Sie ist 78 Jahre alt, übergewichtig, leidet an Blutzucker und beginnt Dinge zu vergessen.

Auf einen gelben Zettel hat sie geschrieben: »Der zweite Hausschlüssel liegt unter der Matte vor der Tür.« Der Zettel begegnet ihr beim Aufräumen in der Küche. Sie hat vergessen, ihn in ihr Portemonnaie zu kleben. Nachdenklich sagt sie halblaut: »In der Küche wird mir der Zettel nichts nützen.« Frau Schewy spricht öfter mit sich selbst, weil sonst niemand da ist.

Die Hausärztin hat eine andere Idee: »Wenn Sie täglich eine Runde mit dem Fahrrad fahren, nehmen Sie etwas Gewicht ab und senken den Blutzucker.«

Frau Schewy schaut skeptisch. Sie will sich nicht bewegen.

»Und Bewegung wirkt gut gegen die Vergesslichkeit.«

Frau Schewy vertraut ihrer Hausärztin. Seit über zwanzig Jahren ist sie bei ihr Patientin.

Also fährt sie mit dem Rad. Täglich, immer die gleiche Runde auf dem markierten Radweg.

Auf einem anderen gelben Zettel steht: Ziffernkombination Fahrradschloss 9997. Er klebt an der richtigen Stelle in ihrer Geldbörse.

Je nach Jahreszeit, Wind und Verkehr dauert der Ausflug zwischen 25 und 35 Minuten. Unterwegs weiß sie oft nicht, wo sie ist. Dann fährt sie einfach an den Markierungen entlang. Sobald sie in die Nähe ihres Wohnhauses kommt und sich wieder auskennt, ist sie erleichtert. Dann sagt sie zu sich selbst: »So dumm bin ich auch noch nicht.«

An diesem Abend im Frühsommer ist es noch hell. Sie ist fast zu Hause. Bald ist der Auftrag der Ärztin für heute wieder abgearbeitet.

Aus einer Seitengasse kommt ein Klein-Lkw. Am Aufbau des Wagens prangt das Logo eines Paketdienstes.

Vor der Kreuzung mit dem Radweg bleibt das Auto stehen.

Der dunkelhäutige Fahrer schaut zuerst nach rechts, dann nach links. Er wartet einen vorbeifahrenden Wagen ab. Dann wendet er den kahlrasierten Kopf noch einmal nach rechts. Nur noch vier Pakete in zwei Bezirken, dann ist der Arbeitstag vorbei. Er denkt an seine Kinder und den gemeinsamen Abend.

Der Fahrer sieht eine alte Frau auf ihrem Fahrrad kommen. Ihre Bewegungen sind mühselig und langsam. Das sollte sich locker ausgehen.

Er legt den ersten Gang ein, kuppelt und gibt Gas.

Unerwartet hört er ein eigenartiges Geräusch.

Ein helles Knirschen von Metall. Reflexartig steigt er auf die Bremse. Er hat ein ungutes Gefühl. In den Rückspiegeln sieht er nichts Ungewöhnliches. Das lässt ihn noch hoffen. Er stellt den Motor ab und steigt aus.

Auf der Fahrerseite scheint auf den ersten Blick alles in Ordnung zu sein. Er geht vorne um den Wagen herum. Mit der rechten Hand auf die Motorabdeckung gestützt, gleitet sein Blick ängstlich um die Ecke zur rechten Wagenseite. Dort sieht er seinen Albtraum.

Frau Schewy liegt unter ihrem Fahrrad auf dem Asphalt. Das Vorderrad ihres Fahrrades ist unter das Hinterrad des Wagens geraten. Lenker und Gabel drücken den Körper der alten Dame mit eisernem Griff zu Boden.

Sie hebt den Kopf und stöhnt.

Mit drei Schritten ist der Fahrer bei ihr. In gebrochenem Deutsch fragt er: »Ist in Ordnung?«

Sie nickt mit dem Kopf. Blut sickert durch ihre Bluse.

In diesem Augenblick wird dem Fahrer bewusst, dass nichts in Ordnung sein kann.

Im Nu bildet sich eine kleine Menschenansammlung.

Der Paketbote hört das aufbrachte Getuschel und spürt die vorwurfsvollen Blicke der Menge. Er kennt Anfeindungen. Die Menschenmenge macht ihm Angst.

Frau Schewy stöhnt weiter und versucht sich von ihrem Fahrrad zu befreien. Ihre Bewegungen sind unbeholfen. Sie kommt nicht vom Fleck.

Der Fahrer möchte ihr helfen. Er beugt sich zu ihr hinunter. »Ich helfen ...«

»Rühren Sie die Frau nicht an«, schreit jemand aus der Menge.

Der Bote schaut sich um. Er sucht ein Gesicht zur Stimme.

»Ich habe schon den Notruf angerufen.«

Es ist dieselbe Stimme. Sie klingt jetzt versöhnlicher.

Unsicher hält der Fahrer inne und steht wieder auf.

Er zieht sein Handy aus der Hosentasche. Ein Reflex. Noch bevor er dazu kommt, eine Nummer zu wählen, ist das Folgetonhorn eines Polizeiwagens zu hören.

Mit quietschenden Reifen bleibt der Streifenwagen am Unfallort stehen. Die Polizistin am Beifahrersitz telefoniert noch. Ihr Kollege steigt aus. Er bewegt die Koppel an seinen Hüften mit beiden Händen kurz hin und her, bis sie richtig sitzt. Während er in Richtung Lieferwagen geht, zieht er sich die Uniformkappe über den Kopf.

Wie von Geisterhand bewegt, tritt die Menge drei Schritte zurück.

Frau Schewy gibt immer noch stöhnende Geräusche von sich und bewegt sich unter dem Fahrrad hin und her. Auf dem Asphalt bildet sich bereits eine kleine Blutlache.

Der Fahrer des Paketdienstes geht dem Polizisten entgegen und zeigt auf das rechte Hinterrad seines Wagens. Er streckt beide Hände von sich und beteuert: »Nix gesehen.«

Der Polizist bedeutet ihm mit einer Handbewegung, zur Seite zu treten. Er beugt sich zu Frau Schewy hinunter. »Hören Sie mich?«

Frau Schewy wimmert: »Ja.«

Inzwischen steht auch die Polizistin neben ihrem Kollegen. »Brauchen wir die Rettung?«, fragt sie.

»Ich glaube schon«, meint er.

Sie geht einen Schritt zur Seite und zieht ihr Telefon aus der Brusttasche.

Frau Schewy stöhnt leise: »Hilfe, Hilfe ...«

Der Polizist beugt sich noch einmal zu ihr hinunter. »Die Rettung ist schon verständigt.« Er geht die paar Meter zum Auto zurück und holt einen Fotoapparat.

Nachdem er Frau Schewy unter dem Fahrrad aus allen möglichen Blickwinkeln fotografiert hat, geht er wieder zum Auto zurück und legt den Fotoapparat auf das Armaturenbrett. Dann kommt er zurück. »Ich werde Sie jetzt vom Fahrrad befreien.«

Frau Schewy nickt.

Er zieht am Lenker.

Frau Schewy schreit laut auf.

Erschrocken lässt er den Lenker los.

Wieder schreit Frau Schewy.

Der Polizist ist unsicher. Er sagt: »Die Rettung kommt gleich.« Er rührt das Fahrrad nicht mehr an.

Ein paar von den Schaulustigen gehen weiter.

Der Polizist sagt zu seiner Kollegin: »Die blutet ja ordentlich.«

Die Polizistin kniet sich zur Patientin auf die Straße und sagt: »Sie werden sehen, alles wird wieder gut.«

Das Blut breitet sich weiter auf dem Asphalt aus.

Das charakteristische Auf und Ab des Folgetonhorns eines Rettungswagens kommt näher.

Zu seiner Kollegin sagt der Polizist: »Kannst du schauen, ob sie Papiere bei sich hat?«

»Haben Sie einen Ausweis bei sich?«, fragt die Polizistin Frau Schewy.

Frau Schewy gibt keine Antwort mehr. Sie atmet schwer und stöhnt von Zeit zu Zeit.

Die Polizistin schaut fragend zu ihrem Kollegen hinauf.

»Lass gut sein. Die Daten holen wir uns von den Sanis.«

Das Rettungsauto hält in ein paar Metern Entfernung. Während das Folgetonhorn verstummt, öffnen sich die Türen. Drei Sanitäter springen heraus und eilen im Laufschritt zur verunfallten Patientin, ein vierter zieht die Rettungsliege hinten aus dem Wagen.

Die Bewegungen der Männer wirken souverän. Tornister werden abgestellt und geöffnet. Eine Bergeschaufel liegt bereit. Ein gut einstudiertes Ballett.

Frau Schewy hat aufgehört, sich zu bewegen.

Der Fahrer des Rettungswagens sagt zur Polizistin: »Schafft uns bitte die Gaffer vom Hals.«

Langsam und widerwillig löst sich der Rest der Menschenmenge auf.

Der Form halber stellt der Polizist zwei rote Warndreiecke vor und hinter der Unfallstelle auf.

Einer der Rettungsmänner kommt mit einem Wagenheber. Bald löst sich das rechte Hinterrad des Klein-Lkw vom eingeklemmten Vorderrad des Fahrrads.

Die Polizisten helfen mit.

»Auf drei.«

Mit einem Ruck heben sie das Fahrrad an.

Frau Schewy ist frei.

Die vier rotgekleideten Figuren arbeiten eine unsichtbare Checkliste ab. Die lähmende Ruhe der zurückliegenden

Minuten wirkt jetzt wie eine Ewigkeit. Endlich professionelle Hilfe.

Eine Minute später liegt Frau Schewy auf der Liege. Sie bewegt sich nicht. Eine Infusion tropft in ihren rechten Unterarm. Mehrere bunte Kabel verbinden die Patientin mit einem Monitor, der auf ihrem Bauch liegt. In regelmäßigen Abständen ertönt ein Piepton. Zacken laufen auf dem Bildschirm auf und ab. Ein Sani misst den Blutdruck und nickt seinen Kollegen zu.

Sie schieben die Liege samt Patientin hinten in den Rettungswagen.

Einer der Sanitäter sagt: »Sie ist stabil. Fahren wir.«

Die roten Figuren verschwinden eine nach der anderen im Rettungswagen. Türen fallen in ihre Schlösser, der Motor heult auf, dann verschwindet der Wagen. Am Unfallort wird es wieder ruhig. Von Sekunde zu Sekunde wird das Heulen des Folgetonhorns leiser.

Im Unfallkrankenhaus stellen die Ärzte schwerste Kopf-, Muskel- und Knochenverletzungen fest.

Vom Röntgen kommt Frau Schewy sofort in den OP.

Die Notoperation dauert sechs Stunden.

Knapp nach Mitternacht kommt die Patientin auf die Intensivstation.

Die nächsten Tage bleibt sie im künstlichen Koma. Von den Verbandswechseln bekommt sie nichts mit. Niemand weiß, ob Frau Schewy überleben wird.

Am sechsten Tag bekommt sie eine Lungenentzündung und muss beatmet werden.

Zur Tochter sagen die Ärzte: »Sie kämpft um ihr Leben.« Am siebzehnten Tag der künstlichen Beatmung wird ein Luftröhrenschnitt angelegt. Frau Schewy schwebt weiter zwischen Leben und Nicht-mehr-Leben.

Die Sommertage kommen und gehen.

Frau Schewy überlebt.

Drei Monate und 14 Tage später soll Frau Schewy von der Übergangspflege nach Hause entlassen werden. Die Rehabilitation ist fehlgeschlagen. Seit dem Unfall ist die Patientin nicht mehr auf den eigenen Beinen gestanden. Gleich im ersten Absatz des Operationsberichts heißt es: »Das Überleben der polytraumatisierten Patientin scheint von Anfang an ungewiss.«

Trotzdem heilen die gebrochenen Knochen.

Allerdings hat die Demenz dramatisch zugenommen. Frau Schewy kann sich nicht an den Unfall erinnern. Wenn sie Besuch von ihrer Tochter bekommt, fragt sie: »Und wer sind Sie?«

Manchmal sitzt Frau Schewy in einem Lehnstuhl. Über einen Dauerkatheter fließt der Urin in den Plastikbeutel, der neben ihr auf dem Boden liegt. Sie starrt in die Luft.

Ein Pfleger fragt: »Wie geht es Ihnen?«

Sie schaut ihn an und antwortet: »Lassen Sie mich sterben.«

Es ist eine Bitte.

Frau Schewy rührt ihr Essen nicht an. Eine Pflegerin will ihr helfen, führt den Löffel mit der lauwarmen Suppe vorsichtig an die Lippen der alten Frau und bittet: »Machen Sie doch den Mund auf.«

Der Mund bleibt verschlossen, der Blick wirr.

Dann und wann trinkt Frau Schewy einen Schluck aus der Schnabeltasse.

Die Pflegerin sagt: »Sie müssen trinken, wenn Sie leben wollen.«

»Ich will sterben.«

Bei der Visite am Abend fragt die Oberärztin: »Frau Schewy, haben Sie Schmerzen?« Frau Schewy schaut ihr ruhig in die Augen und sagt nach längerem Schweigen: »Bitte lassen Sie mich zu Hause sterben.« Die Stimme ist tonlos.Der linke Arm hängt schlaff herunter.

Die Ärztin erhöht die Dosis der antidepressiven Medikation.

Zur Stationsschwester sagt sie: »Wir müssen mit der Tochter reden.«

Die Heimleitung drängt auf eine Entlassung. Der Verwalter sagt zur Oberärztin: »Für die Frau Schewy bekommen wir kein Geld mehr.«

Die Oberärztin sagt zur Tochter von Frau Schewy: »Vielleicht kommen die Lebensgeister Ihrer Mutter zurück, wenn sie zu Hause ist.«

Die Tochter fragt: »Wie soll ich die Mutter denn zu Hause pflegen?« Sie bekommt die Adresse einer Pflegeagentur.

Zu Hause wird alles für die Patientin vorbereitet. Ein Krankenbett steht im Wohnzimmer.

Eine rumänische Betreuerin legt ihre Zeugnisse vor. Sie spricht kein Deutsch. Niemand aus der Familie kann die Zeugnisse lesen.

Am Telefon sagt eine gestresste Dame von der Agentur: »Es tut uns leid, aber derzeit haben wir keine deutschsprachigen Pflegerinnen.«

Ein Krankentransport bringt Frau Schewy nach Hause. Auf ihrem Bauch liegt eine Mappe. Eingeheftet ist ein zwanzig Seiten langer Arztbrief. Vom Umschlag der Mappe lächelt das Gesicht einer jungen Frau.

Im Arztbrief steht: »Die Patientin wird auf eigenen Wunsch entlassen.«

Die Hausärztin fragt Frau Schewy: »Wissen Sie, wo Sie sind?«

Frau Schewy sagt: »Ich will zu Hause sterben.«

Die Ärztin sagt sanft: »Sie sind zu Hause.«

Frau Schewy wiederholt ohne Regung: »Ich bin zu Hause.«

Die Worte bleiben leer und inhaltslos im Raum stehen.

Es riecht nach schlecht abgewischtem Kot und Desinfektionsmittel.

Nach ein paar Tagen treten erste Rötungen und Druckstellen an der Haut auf.

Besucher kommen und gehen. Sie geben gute Ratschläge. »Da muss man doch was tun.«

Die Zeit vergeht nur langsam. Frau Schewy liegt blass im Bett. Sie schläft viel.

Ihre Tochter sagt zur Pflegerin: »Sie müssen die Mama öfter auf den Lehnstuhl setzen.« Ihre Stimme klingt verzweifelt. »Sonst kriegt die Mama noch eine Lungenentzündung.«

Die Pflegerin versteht die Worte nicht. Sie weiß schon lange, dass die Tochter von Frau Schewy unzufrieden mit ihrer Arbeit ist. Der Gesichtsausdruck der Rumänin sagt: »Setzt doch eure Mütter selbst auf die Lehnstühle.«

Die Tochter bittet das Palliativteam des nahe gelegenen Krankenhauses um Hilfe. Eine Pflegerin empfiehlt eine Wechseldruckmatratze.

»Wenn wir offene Druckstellen bekommen, wird Ihre Mutter das nicht überleben.«

Als ob Frau Schewy noch irgendetwas überleben könnte.

Zum Wechseln der Matratze heben drei Sanitäter Frau Schewy auf den Lehnstuhl. Er steht unbenutzt neben dem Bett. Sie stöhnt vor Schmerzen. Es ist das letzte Mal, dass Frau Schewy das Bett verlässt.

Die Rumänin steht wortlos daneben. Sie schüttelt den Kopf. »Warum darf die alte Frau nicht einfach sterben, wie alte Frauen auch in Rumänien sterben?«

Es ist Herbst geworden. Die Tage werden kürzer.

Frau Schewys Beine und Arme sind geschwollen. Sie reagiert kaum. Das Schlucken fällt ihr schwer. Ihre Tochter sagt: »Aber Mama, du willst doch leben.« Es klingt wie ein Befehl. Frau Schewy weint. Sie will nicht leben.

Zur Hausärztin sagt die Tochter: »Sollten wir meiner Mutter nicht einmal Blut abnehmen?«

Die Hausärztin nimmt Blut ab. Das Ergebnis der Analyse ist katastrophal. Die roten Blutkörperchen sind zu wenig und die Nierenwerte viel zu hoch. Die Ärztin sagt: »Solche Werte sind beim Zustand Ihrer Mutter leider normal.«

»Also bekommt die Mama keine Injektion?«

Einfühlsam antwortet die Ärztin: »Wir wollen das Leiden Ihrer Mutter nicht in die Länge ziehen, oder?«

Die Tochter nickt resignierend.

Der Katheter ist verstopft.

Beim Einlegen des neuen Katheters bemerkt die Hausärztin, dass der Kot über die ganze Genitale verteilt ist. Der Geruch ist ekelerregend.

Die Pflegeorganisation findet eine neue Pflegerin.

Gemeinsam stehen Hausärztin und Tochter neben Frau Schewys Krankenbett.

Die Hausärztin sagt: »Ich glaube, dass Ihre Mutter friedlich einschlafen wird.«

Die Tochter fragt: »Sollten wir der Mutter nicht noch eine Infusion geben?«

Die Hausärztin reagiert nicht auf die Frage. Ohne ein Wort zu sagen, betrachtet sie die Patientin.

Frau Schewy atmet schwer. Bei jedem Atemzug ist das Rasseln in ihrer Lunge zu hören. Ihr Körper ist aufgeschwemmt. Die Tränensäcke sind voller Wasser. Die Füße sind zu zwei dicken Klumpen aufgequollen. Durchsichtige Flüssigkeit tritt an mehreren Stellen aus der Haut. Schweißperlen stehen auf ihrer Stirn.

»Wenn wir Ihrer Mutter jetzt noch eine Infusion geben, wird ihr Herz noch weniger in der Lage sein, die Flüssigkeit durch den Körper zu pumpen.«

Die Tochter nickt.

Am Wochenende bekommt Frau Schewy Fieber.

Die neue Pflegerin ruft den Ärztenotdienst.

Ein junger Arzt untersucht die Patientin. Er entnimmt eine Harnprobe aus dem Plastikbeutel, der am Krankenbett hängt. Auf dem Teststreifen verfärben sich mehrere Felder. Er hängt einen Infusionsbeutel mit 500 ml Kochsalz an und verordnet ein Antibiotikum.

»Wie soll Mama Tabletten schlucken?«, fragt die slowakische Pflegerin.

Der Arzt schaut sie verständnislos an. »Dann müssen Sie die Tabletten eben zerkleinern und ihr dann mit etwas Flüssigkeit auf einem Löffel eingeben.«

Die Tochter von Frau Schewy besorgt einen Tablettenmörser.

Frau Schewy wehrt sich und verschluckt sich bei der Einnahme der zerriebenen Medizin.

Die Pflegerin glaubt, dass ihre Patientin erstickt. Zur Tochter sagt sie: »Muss man diese Medizin geben mit Infusion.«

Die Tochter von Frau Schewy ist verunsichert. Am nächsten Tag ruft sie in der Ordination an. Die Hausärztin steckt mitten in der Vormittagsordination. »Meine Mutter braucht ein Antibiotikum, aber sie kann nicht mehr schlucken.«

Das Wartezimmer der Ärztin ist voll. »Dann müssen wir Ihre Mutter ins Krankenhaus schicken, weil es dieses Antibiotikum nicht in Infusionsform für zu Hause gibt.«

»Aber die Mama wollte zu Hause sterben.«

Die Ärztin sagt: »Ich glaube nicht, dass Ihre Mutter das Antibiotikum braucht.«

Frau Schewys Tochter ist erbost. »Jetzt kenne ich mich aber nicht mehr aus.«

Die Ärztin hat wenig Zeit und keine Ahnung, wie sie das Telefonat beenden könnte.

Die Tochter fährt fort: »Wir können die Mama ja nicht einfach so sterben lassen.«

Die Ärztin denkt: »Wie sonst?« Sie sagt: »Ich bin jetzt in der Ordination, aber ich komme am Nachmittag vorbei.«

Das passt.

Die Ärztin untersucht die sterbende Patientin. Frau Schewy reagiert weder auf Worte noch auf vorsichtige Berührungen. Ihr Herz rast. Sie atmet schwer. Die Haut ist vom Fieber gerötet.

Die Ärztin beugt sich zu Frau Schewy hinunter und bringt ihre Lippen nahe an die Ohren der Sterbenden. Sie spricht die folgenden Worte einzeln, langsam, eindringlich und betont: »Kommen Sie zurecht?«

Dann wartet sie.

Nach ein paar Sekunden nickt Frau Schewy fast unmerklich mit dem Kopf. Es ist ein Ja.

Die Tochter steht daneben und wirkt erleichtert.

Die Ärztin packt Blutdruckapparat und Stethoskop in ihre Tasche und wirft einen letzten Blick auf Frau Schewy. Leise sagt sie: »Ich wünsche Ihnen alles Gute.«

Die Tochter fragt: »Haben Sie noch ein wenig Zeit? Setzen wir uns in die Küche? Ich mach uns Kaffee.«

Eine Stunde lang sprechen die beiden Frauen über Leben und Tod.

Schließlich fasst die Ärztin Mut und konfrontiert die Tochter mit der Wahrheit. »Von jetzt an können wir nur noch das Sterben, aber nicht mehr das Leben Ihrer Mutter verlängern.«

Die Tochter antwortet: »Frau Doktor, ich glaube, ich verstehe jetzt, was Sie meinen.«

Die Ärztin nickt. »Die einzige Hoffnung, die es jetzt noch gibt, ist, dass Ihre Mutter bald erlöst wird.«

»Dann darf die Mama jetzt einfach in Ruhe sterben?«

»Ja.«

Zwei Tage später schläft Frau Schewy ruhig ein und wacht nicht mehr auf.

Hintergründe:

In den letzten Monaten vor dem Tod steigen die Gesundheitskosten stark an. Im Bemühen, den Tod hinauszuzögern, verursacht die Medizin verschiedenen Studien zufolge im letzten Lebensjahr eines Menschen mehr als die zehnfachen Kosten, als sie für einen Überlebenden des gleichen Jahrgangs aufwendet. Wir sterben also teuer. Egal wie hoch das zur Verfügung gestellte medizinische Budget ist – jeder Mensch stirbt. Die Medizin kann das Sterben hinauszögern und auf einen späteren Zeitpunkt verschieben. Aber um welchen Preis?

Wer friedlich entschlafen kann, hat Glück. Dieses Glück gönnt uns die moderne Medizin immer seltener. Sie ist in ihrem Auftrag gefangen, den Tod um jeden Preis zu verhindern. Sie verlängert Leben auch dann, wenn sie dabei die Chance auf einen friedlichen und sanften Tod zerstört. Um hochgradig eingeschränktes Leben zu verlängern, bereitet sie wehrlosen Menschen oft unsägliche Qualen. Reanimationen von hochbetagten und schwerkranken Patienten unmittelbar nach ihrem Tod sind ein erschreckender Beweis für diesen Paradigmenwechsel.

Unsere Gesellschaft hat den Bezug zum Lebensende verloren. In unserem egozentrierten Weltbild vergleichen wir oft die Situation des sterbenden Angehörigen mit unserem eigenen Hier und Jetzt. Aber Sterbende befinden sich in einer Übergangswelt, die unserer Wahrnehmung ebenso wenig zugänglich ist wie zum Beispiel die Welt eines Säuglings.

Es wäre absurd, ein Baby bei der Geburt nach seinem Befinden zu fragen. Geht es dir gut? Freust du dich? Hast du genug Platz? Ist der Druck der Wehen erträglich? Bekommst du genug Luft? All diese Fragen erscheinen lächerlich. Sterbenden ähnliche Fragen zu stellen halte ich für genauso absurd. Ich habe gelernt, Sterbende nur noch »Kommen Sie zurecht?« zu fragen. Wie im Beispiel von Frau Schewy antwortet der überwiegende Teil der Patienten mit einer zustimmenden Geste oder gar einem gehauchten Ja.

Immer wieder höre ich im Zusammenhang mit dem nahenden Tod Sätze wie »... der Opa muss doch noch was essen, ... geben Sie ihm doch etwas Appetitanregendes, ... sollten wir nicht eine Infusion anhängen?«

Alte Menschen sterben nicht, weil sie nicht mehr essen und trinken, sondern sie essen und trinken nicht mehr, weil sie sterben.

Sterben ist ein Zeitwort.

Sterben ist nicht schön. Sterben macht nicht Lust.

Aber Sterben ist auch nicht unnatürlicher, als geboren zu werden. Sterbehilfe ist nicht schändlicher als Geburtshilfe. Wenn die Medizin beim Geburtsakt hilft, sollte sie auch beim Sterbeakt helfen und nicht versuchen, ihn mit allen Mitteln zu verhindern. Sterbende müssen nicht mit Antidepressiva vollgestopft werden. Auch noch so hohe Dosen von Serotoninwiederaufnahmehemmern werden die letzte Zeit des Lebens nicht zum freudigen Genuss werden lassen.

Ein weiterer Satz, der von den Angehörigen sterbender Menschen häufig verwendet wird, lautet: »Wir können den Patienten doch nicht einfach so sterben lassen.« Meine Antwort ist eine Gegenfrage: »Wie sonst sollen wir den Patienten sterben lassen?« Das Gegenteil von »einfach« wäre »kompliziert« . Tatsächlich hat die moderne Medizin das Sterben verkompliziert.

Letzte bakterielle Infekte bei sterbenden Menschen müssen nicht mehr antibiotisch behandelt werden. Irgendein Harnwegsinfekt oder eine Lungenentzündung ist eben der letzte Infekt.

Untersuchungen am Lebensende sind fragwürdig. Bei Urin, der schon einen Meter weit durch Katheter und Schlauch in den Plastikbeutel geflossen ist, sind Harnstreifentests vollkommen wertlos. Die Probe ist so gut wie sicher kontaminiert.

Auch die Messung des Blutdrucks in den letzten Lebensstunden hat keinen Sinn und bleibt ohne therapeutische Konsequenz.

Natürlich sinkt die Zahl der roten Blutkörperchen, wenn die Nierenfunktion schwächer wird. Die resultierende Müdigkeit erleichtert schwerkranken Menschen den Abschied und muss nicht medikamentös korrigiert werden. Außerdem setzt die sterbende Niere Endorphine frei, die den Prozess des Sterbens erleichtern.

Letzte Medikationen sind oft eine Qual, weil sterbende Patienten häufig aspirieren. Das bedeutet, dass feste Anteile wie Speisebrei oder Tablettenanteile beim Schlucken in die Luftröhre und in tiefer liegende Teile der Atemwege gelangen. Dieser Vorgang ist qualvoll und gefährlich. Die verschluckten Partikel führen häufig zu einer Lungenentzündung. Manchmal auch zu einem reflektorischen Atemstillstand. Das betrifft auch letzte zermahlene Tablettendosen. Sie sind nicht mehr notwendig. Besonders grausam wird es, wenn Medikamente – gut oder schlecht gemeint – mit mehr oder weniger Gewalt eingeflößt werden.

Es macht keinen Sinn, sterbenden Menschen Stunden vor dem Tod Blutdrucktabletten oder Medikamente zur Blutverdünnung zu verabreichen, damit sie keine Thrombose bekommen. Sterbende Menschen müssen auch nicht mehr gegen Grippe und Lungenentzündungen geimpft werden. Außer der Impfende hätte ein finanzielles Interesse daran.

Ein Aspekt des derzeit diskutierten Pflegenotstandes ist die Tatsache, dass wir Abschied nehmende Menschen bis zum letzten Augenblick therapieren, statt uns bei den medizinischen Maßnahmen auf Erleichterung zu beschränken. Es ist unmöglich, sterbende Menschen gesund zu pflegen. Weil sterbende Menschen nicht mehr gesund werden.

Es ist eine Schande, wenn von ihrem Leid erlöste Menschen von übermotivierten Sanitätern wiederbelebt werden. Die Begründung lautet: »Wir sind dazu verpflichtet.« Offensichtlich gibt es keine Verpflichtung zum Nachdenken. Keine Verpflichtung zum Respekt der Totenruhe.

Viele Infusionen am Ende des Lebens beschleunigen das Sterben, weil wir den Patienten damit medizinisch-physiologisch ertränken. Patienten, deren Lungen ohnehin schon vor lauter flüssigem Schleim rasseln, müssen nicht noch zusätzliche Flüssigkeit erhalten. Ich erachte es als ärztliche Verpflichtung, zu jedem Zeitpunkt des Lebens und des Sterbens Schmerzen zu verhindern oder auf ein erträgliches Maß zu minimieren. Das bedeutet aber nicht, dass die Medizin bis zum letzten Atemzug aktiv sein muss.

Erinnern wir uns an dieser Stelle an den Geburtsprozess, der jahrtausendelang ohne medizinisches Zutun funktioniert hat. Als Beweis für diese These kann der stetige Anstieg der Weltbevölkerung gelten.

Die Natur selbst hat sowohl am Lebensanfang als auch am Lebensende gut für Schmerzfreiheit vorgesorgt. Körpereigene Endorphine erleichtern sowohl den Geburts- als auch den Sterbeprozess. Tun wir also nicht so, als müssten wir das

Sterben neu erfinden. Der Pflegenotstand ist zugleich ein Notstand unserer Einstellung zum Lebensende. Wenn möglich, sollte niemand mehr sterben müssen.

Das Ende des Lebens ist für Betrachter von außen oft grausam. Aber das ist der Beginn des menschlichen Lebens genauso. Wer unbeteiligt einen Geburtsvorgang und die zugehörige Geräuschkulisse wahrnimmt, wird nicht von einem schönen und lustvollen Erlebnis sprechen. Auch die Beobachtung eines Geschlechtsverkehrs, bei dem immerhin das Leben gezeugt wird, kann – in kindlicher Unschuld betrachtet – wie ein verstörend grausamer Akt wirken. Warum sollte also ausgerechnet der Tod schön und würdevoll erscheinen?

ACHTUNG!

Je weniger wir am Ende des Lebens medizinisch in die natürlich ablaufenden Prozesse eingreifen, umso geringer ist die Wahrscheinlichkeit, dass wir dem sterbenden Menschen Schaden zufügen. Es gilt bei jeder Intervention, weder das Leiden des Patienten zu verlängern, noch das Leben zu verkürzen. Besinnen wir uns doch wieder darauf, dass es die große Aufgabe der Medizin ist, Schmerzen zu lindern und Patienten zu begleiten.

Wenn wir unseren Mitmenschen während des Lebens genügend Liebe entgegenbringen, können wir sie am Ende des Lebens auch in Ruhe sterben lassen. Beteuerungen wie »Du darfst noch nicht sterben« und »Wir brauchen dich noch«

machen dem von der Welt scheidenden Menschen das Herz noch schwerer.

Fragen Sie sich als Angehöriger bei jeder lebensverlängernden Maßnahme, ob sie zur Beruhigung des eigenen Gewissens oder dem Nutzen des Patienten dient.

Bitte beenden wir den Unfug, dass jeder Verstorbene reanimiert wird. Dafür braucht es keine Gesetze, sondern nur Hausverstand und ein Gefühl für Würde.

Auch Sterben ist zumutbar. Stellen wir die Bedürfnisse des sterbenden Menschen in den Mittelpunkt unserer Überlegungen – und nicht unsere eigenen. Erst durch Liebe und Verständnis kann Sterben würdevoll werden.

Reden Sie mit Ihrem Arzt und Ihren nächsten Angehörigen rechtzeitig über die Maßnahmen, die Sie sich im Ernstfall wünschen. Was soll passieren und was soll nicht passieren, wenn Sie dem Tod nahe und nicht mehr fähig sind, Ihre Wünsche zu artikulieren? Möglicherweise ist eine Patientenverfügung sinnvoll, wenn Sie die Sorge haben, dass Ihre Angehörigen eine andere Einstellung zum Sterben haben als Sie selbst. Sie können zum Beispiel verfügen, dass keine lebensverlängernden Maßnahmen wie das Setzen einer Magensonde, künstliche Beatmung oder eine parenterale Ernährungszufuhr durchgeführt werden sollen.

Jedenfalls sollten Sie beizeiten dafür sorgen, dass Ihnen am Lebensende Qualen in Form von letzten medizinischen Hilfestellungen erspart bleiben. Das Sterben ist auch so schwer genug.

WAS WIR ÄNDERN KÖNNEN

Manchmal befallen mich Zweifel. Was ist von meinem Jugendtraum geblieben? Habe ich als Arzt mehr geholfen oder mehr geschadet? Es gibt Tage, an denen ich fast ausschließlich mit der Behandlung von Behandlungsfolgen beschäftigt bin.

Immer wieder denke ich an Linus van Pelt. Linus ist einer der Freunde von Charlie Brown, der Hauptfigur der Comicserie »Die Peanuts« des US-amerikanischen Autors Charles M. Schulz. Eine der Aussagen von Linus begleitet mich seit dem Beginn des Medizinstudiums. Linus hat das Berufsziel, ein kleiner Landarzt zu werden, der mit dem Porsche durch das Land fährt und die Menschen heilt. Ein beeindruckendes Bild. Wenn das nur immer so einfach wäre.

Aber manchmal gelingt es.

Seit vielen Jahren betreue ich eine psychiatrische Patientin. Sie leidet an schweren depressiven Episoden. Ich bewundere ihren offenen Umgang mit ihrer Erkrankung. Nach einer Psychorehabilitation ist die 42-jährige Frau wieder voll ins Berufsleben eingestiegen. In Zusammenarbeit mit ihrer Psychotherapeutin ist es gelungen, ihre komplexe Dauermedikation auf eine bedarfsweise minimale medikamentöse Therapie umzustellen. Sie ist stabil. Alles ist gut. Ich verliere sie aus den Augen. Ein gutes Zeichen.

Dann verlässt ihr 21-jähriger Sohn die gemeinsame Wohnung, weil er mit seiner Freundin zusammenzieht. Zeitgleich entwickeln sich bei der Patientin wieder massive Angst- und Panikstörungen. Rettungseinsätze und ambulante psychiatrische Behandlungen sind die Folge. Als Hausarzt bekomme ich zunächst nichts davon mit.

Aber bald besucht mich die Patientin wegen der starken Nebenwirkungen der neu etablierten Medikation. Sie ist verzweifelt, kann nicht entspannt schlafen, ist schon in der Früh erschöpft, fühlt sich im Beruf vollkommen überfordert und fürchtet, dass ihre Selbstmordgedanken wiederkehren könnten.

Ich biete an, was ich in solchen Fällen als die beste Medikation erachte: eine Arbeitsunfähigkeitsbescheinigung. Eine Pause, Ruhe, Spaziergänge. Abstand vom kräfteraubenden Job.

Ich staune nicht schlecht, als sie mich bittet, weiterhin arbeiten zu dürfen. Auf meine Frage, warum, antwortet sie, dass es ihr in der Arbeit immer noch am besten ginge. Vor mir auf dem Schreibtisch liegen vier Medikamentenpackungen. Zwei Antidepressiva, zwei Neuroleptika. Sie sind der Patientin im Lauf der vergangenen Wochen verschrieben worden.

Ich bitte um eine detaillierte Schilderung ihrer Angstanfälle. Im anschließenden halbstündigen Gespräch stellt sich heraus, dass vor allem die Abendstunden alleine zu Hause belastend für sie sind. Der Sohn fehlt. Die Patientin hat höllische Angst vor dem physischen Alleinsein. Ich frage sie, warum. Ganz lapidar erklärt sie mir, dass sie ja im Rahmen einer Panikattacke sterben könnte und dass es niemand bemerken würde. Ich wende ein, dass sie ja beim Aufsteigen von Angst ihren Sohn oder eine Freundin anrufen könnte.

»Und was, wenn er und sie gerade nicht erreichbar sind?«

Ich muss ihr recht geben.

Aber nicht ganz.

»Es geht also nur darum, dass Sie hundertprozentig jemanden erreichen können?«

»Ja.«

Ich denke lange nach.

Dann habe ich einen unkonventionellen Einfall. Warum soll die moderne Technik nur für alte Menschen gut sein? Vor allem, wenn wir damit eine komplexe, nebenwirkungsreiche pharmakologische Therapie umgehen können. Ich schlage eine Funknotrufuhr vor.

Sie schaut mich ungläubig an.

Ich erkläre: »Sie drücken auf die Uhr. So viel Zeit haben Sie immer. Die Rettungsstelle erhält das Signal und ruft Sie sofort an. Wenn Sie nicht abheben, schicken sie ein Team vorbei.«

Meine Patientin überlegt lange. Dann huscht ein Lächeln über ihr Gesicht. »Ja, genau, das wäre die Lösung.«

In den nächsten Tagen wird ein Schlüsselsafe neben ihrer Tür montiert, damit das Rettungsteam jederzeit Zutritt zur Wohnung hat. Die Medikamente setzen wir ausschleichend ab. Jeden Abend, wenn die Patientin ihre Wohnung betritt, streift sie das Armband mit der Funkuhr über. Sie fühlt sich sicher. Seit Monaten hat sie keine Panikattacken mehr.

Außer den monatlichen Kosten von einigen Euro hat die Funknotrufuhr keine Nebenwirkungen. Sie erzeugt keine Übelkeit, keine Schlafstörungen, keine Schweißausbrüche, keine Herzrhythmusstörungen und keine Elektrolytverschiebungen. Die Therapie muss nicht mit regelmäßigen Blutabnahmen und EKGs kontrolliert werden. Ich freue mich und denke an Linus van Pelt. Hat er an so etwas gedacht?

Sie werden einwenden, dass derartige Fälle nicht allzu häufig vorkommen.

Ich muss widersprechen. Wenn jeder Arzt in Österreich bei nur einem einzigen Patienten am Tag schädliche Nebenwirkungen der Medizin vermeiden könnte, wären das 45.000 tägliche Verbesserungen im Gesundheitswesen, 45.000 tägliche Risikominimierungen und ebenso viele zufriedenere Patienten.

Eine diesseits- und gewinnorientierte, ruhe- und rastlose Gesellschaft entwickelt ein ihren Bedürfnissen angepasstes Gesundheitssystem. Die Umbenennung der österreichischen Krankenkassen in Gesundheitskasse ist Programm und Symptom dieser Entwicklung. Während die Krankenkasse früher die Kosten für die Genesung der Patienten von einer evidenten Krankheit übernommen hat, so finanziert die Gesundheitskasse heute die Kosten für die vorzeitige Entdeckung einer möglichen Krankheit. Oder auf einen provokanten Punkt gebracht: Die Krankenkasse hat aus Kranken Gesunde gemacht, die Gesundheitskasse macht aus Gesunden Kranke.

Untersuchungen, die keine therapeutische Konsequenz haben, sollten wir unterlassen. Dieser Gedanke – konsequent zu Ende gedacht – würde den medizinischen Alltag massiv entlasten und ärztliche Ressourcen für Anamnese und Gespräch freimachen. Eine große Zahl von diagnostisch-apparativen Verfahren könnte durch entsprechend feinfühlig geführte Gespräche zwischen Arzt und Patient vermieden werden.

Wir sind uns einig, wie gefährlich Scharlatane und medizinisch unqualifizierte Esoteriker sein können. Nichts ist gefährlicher, als sich im Rahmen schwerer Erkrankungen von der modernen Medizin abzuwenden und sein Glück bei alternativen Heilern zu suchen. Wenn die offizielle Medizin über Scharlatane und Gaukler schimpft, hat sie sich deren Treiben allerdings zum Teil selbst zuzuschreiben. Patienten fühlen sich im modernen Gesundheitsbetrieb oft nicht ernst genommen. Wen wundert das bei den gewaltigen Umsatzzahlen einer tabletten- und operationslastigen Medizin?

Ich suche die Mitte. Ich suche den Konsens. Ich träume von dem Maß an Medizin, das Leiden lindert, ohne neue Schäden zu verursachen.

Kennzeichnend für Gesundheit ist, dass es keine allgemein anerkannte Definition dafür gibt. Die von der modernen Medizin versprochene körperliche und seelische Schmerzfreiheit bleibt Utopie. Die Opiatkrise in den USA ist das Sittenbild einer Gesellschaft, die körperliche und seelische Schmerzvermeidung ganz oben auf ihre Prioritätenliste geschrieben hat. Dabei nimmt sie schulterzuckend Hunderttausende Todesopfer in Kauf. Warum akzeptieren wir nicht, dass individuelle Patienten individuell behandelt werden müssen? Dass Menschen »wahr-genommen« werden müssen? Medizin ist mehr als die Summe von Tabletten und Operationen. Medizin ist Begleitung. Medizin ist Zuhören. Oft bedeutet Medizin einfach nur, da zu sein. Für den Notfall.

Es ist an der Zeit, dass Ärzte das Zepter des medizinischen Handelns wieder in die eigenen Hände nehmen. Mediziner sind weder Angestellte noch Handlanger der Pharmaindustrie. Ärzte müssen behandeln.

Im eigentlichen Sinn des Wortes.

Ärzte berühren mit Händen und Worten. Anamnesegespräch, Palpation und Auskultation stehen am Anfang jeder tragfähigen Arzt-Patient-Beziehung, auch wenn Bildschirm und Computer, elektronische Gesundheitsakte, Laborbefunde, Sonografie und MR-Tomografie den medizinischen Alltag dominieren. Das Privileg, die Heilkunde als Beruf ausüben zu dürfen, beinhaltet die Verpflichtung, das eigene Handeln zu reflektieren und selbstständig zu denken. Ein Arztbesuch sollte, wenn es die Situation des Patienten erfordert, ein auch emotional berührendes Ereignis darstellen.

Mittlerweile ist der Zusammenhang zwischen der psychischen Befindlichkeit und der Funktion des Immunsystems ausreichend belegt. Die Berücksichtigung dieser Tatsache im Rahmen von Diagnostik und Therapie macht den Unterschied zwischen einem Arzt und einem Mediziner. In den letzten Jahrzehnten, so hat es den Anschein, sind immer mehr Ärzte zu Medizinern erzogen worden.

Wir müssen den Arztberuf nicht neu erfinden. Wir müssen nur zu den Fundamenten unseres Berufes zurückfinden, zurück zur Intention des hippokratischen Eides. Wir müssen die Parameter Zeit, Geduld, Respekt, Wert und Würde für unsere Zwecke zurückerobern.

Gleichzeitig sollten wir Wege finden, die Unmenge an wissenschaftlichen Erkenntnissen besser in unsere Arbeit zu integrieren. Diese Herausforderung ist angesichts der Rasanz, mit der das medizinische Wissen wächst, enorm. Es gibt seriöse Schätzungen, wonach sich dieses Wissen alle fünf Jahre verdoppelt. Nicht alles davon ist wertvoll. Sonst müsste sich die Gesundheit der Menschen alle fünf Jahre verdoppeln. Das tut sie nicht. In den USA, einem der Hauptlieferanten von wissenschaftlichen Publikationen, sinkt die Lebenserwartung sogar.

Wissenschaft ist nur ein Aspekt moderner Medizin. Zumindest gleichwertig sind ärztliche Erfahrung und ärztliches Gefühl für die Einzigartigkeit jedes Patienten. Jeder einzelne Mensch wäre eine eigene Studie wert. Individuelle Menschen lassen sich, wie es in Studien üblich ist, mit N/n nicht ausreichend beschreiben (N = Anzahl der Elemente in der Grundgesamtheit, n = Anzahl der Elemente in der Stichprobe). Die Wissenschaft blendet individuelle Besonderheiten aus, weil sie diese Betrachtung von Medizin heillos überfordert. Ärzte hingegen müssen davon ausgehen, dass ihnen Patienten mit individuellen physischen und psychischen Befindlichkeiten gegenübersitzen. Nur wenn es gelingt, diese beiden Aspekte zu vereinen, können Heilkunde und Heilkunst eine Einheit werden.

Wenn wir Patienten mit Variablen in wissenschaftlichen Studien gleichsetzen, behandeln wir unter Umständen schlecht. Wir sollten Patienten nicht nur durch die Linse der Wissenschaft und der statistischen Wahrscheinlichkeit einer Heilung betrachten. Wir müssen die Gefahr, die von Nebenwirkungen ausgeht, im individuellen Fall einschätzen. Denn wir wissen: Die Patienten können das nicht.

Wenn in Österreich 2022 eine Pharmalobbyistin Chefin der AGES-Medizinmarktaufsicht werden soll, zeigt das nur, dass die verantwortlichen Entscheidungsträger der Gleichung »Medizin = Pharmaindustrie« kein eigenständiges Denken mehr entgegensetzen. Die Kontrolle der Medikamentensicherheit in die Hände der Pharmaindustrie zu legen kommt aus der Sicht einer ganzheitlichen Medizin einer Bankrotterklärung gleich.

Aber es liegt nicht nur an der Politik, sondern auch an Ihnen, den Patienten, in welche Richtung sich die Medizin weiterentwickeln wird. Unser derzeitiges Gesundheitssystem ist nicht ausreichend patientenorientiert. In erster Linie produziert es Statistiken, Umsätze, Datensätze und elektronische Dokumentationen.

Und vor allem Patienten.

Dabei sollten Patienten ja geheilt werden. Wie es sich schon Linus van Pelt gewünscht hat.

Sie als Patient repräsentieren fünfzig Prozent der Arzt-Patient-Beziehung. Ein Arzt ohne Patient könnte kein Arzt sein. Erst die Begegnung und Auseinandersetzung mit Patienten und deren Anliegen macht aus einem ausgebildeten

Mediziner einen Arzt. Sie als Patient bestimmen das Gefühl für unseren Selbstwert entscheidend mit.

Jeder einzelne Patient könnte bei jedem Arztbesuch auf ausreichend Zeit und Zuwendung seitens seines behandelnden Arztes achten. Versuchen wir ein Gedankenexperiment: Falls Ihnen die vom Gesundheitssystem angebotene Zeit nicht ausreicht, könnten Sie sitzenbleiben und höflich nachfragen: »Bitte erklären Sie mir den Zusammenhang« oder »Wäre es unverschämt, wenn ich Sie bitten würde, mich aussprechen zu lassen?« Würden Patienten massenhaft diese Form eines friedlichen Protests praktizieren, wäre ihre schnelle Abfertigung nicht mehr möglich. Der Fließbandbetrieb der Gesundheitsindustrie würde ins Stocken geraten. Der Zweiklassenmedizin würde die Existenzgrundlage abhandenkommen. Die Politik müsste umgehend reagieren.

Sie werden einwenden, dass ein zeitaufwendigeres patientenorientiertes Gesundheitssystem den Steuerzahler noch mehr Geld kosten würde. Dieses Argument lässt sich entkräften. Die Finanzierung einer menschlicheren und damit auch sichereren Medizin wäre einfach sicherzustellen. Sie würden staunen, wenn Sie wüssten, wie oft es gelingt, mit 45 Minuten Gesprächszeit im Wert von hundertfünfzig Euro Medikamente und Operationen im Wert von Tausenden Euro zu vermeiden. Das erspart eine Menge Nebenwirkungen.

An dieser Stelle muss ich Sie noch einmal an die nicht eingenommenen Medikamentenvorräte und an deren Marktwert in Ihren Schubladen erinnern. Verlangen Sie nicht immer sofort ein Medikament. Medikamente können Ihnen ein gewisses Maß an Eigenverantwortung für Ihren Körper nicht abnehmen. Verabschieden Sie sich von dem Gedanken, dass Medikamente jedes Problem des Lebens lösen könnten. Den Rest können Sie sich ausrechnen. Unzufrieden wäre bei einer solchen Praxis nur die Medizinindustrie.

Die Verbesserung der Arzt-Patient-Beziehung hat noch einen weiteren positiven Effekt auf Ihre Gesundheit. Das Vertrauen in die Kompetenz Ihres Arztes hat einen wesentlichen Einfluss auf den Placebo- und auf den Noceboeffekt. Der in Studien regelmäßig ausgewiesene Placeboeffekt erstaunt mich ohnehin immer wieder aufs Neue. Der direkte Zusammenhang zwischen dem Preis, der Farbe und dem Wiedererkennungswert des Markennamens eines Medikaments ist schon oftmals nachgewiesen worden. Je mehr Sie Ihrem Arzt vertrauen, umso besser wird das von ihm verschriebene Medikament bei Ihnen wirken.

Auf der anderen Seite führt die Erwartung, dass Medikamente schaden könnten, dazu, dass manche Patienten nach der Einnahme von emotional abgelehnten Medikamenten tatsächlich gesundheitliche Probleme erleben. Der volkswirtschaftliche Schaden durch den Noceboeffekt im medizinischen Alltag ist enorm. Die Folgekosten von Nocebowirkungen lassen sich durch mehr Vertrauen in der Arzt-Patient-Beziehung minimieren.

Wenn es uns gemeinsam gelingt, den Placeboeffekt zu nützen und den Noceboeffekt zu minimieren, haben wir nicht nur Kosten gesenkt, sondern auch einen beachtlichen Beitrag zu Ihrer Gesundheit geleistet. Ohne dabei zu schaden.

Das Abfertigungsprinzip in unserem Gesundheitssystem ist alles andere als effektiv und effizient. Es nutzt in seiner heutigen Ausprägung überwiegend der Medizin- und Pharmaindustrie und legt zu wenig Wert auf die Zufriedenheit der Patienten. Mit Hausverstand, Eigenverantwortung, Respekt, Empathie und Geduld können wir gemeinsam das Beste aus der Arzt-Patient-Beziehung herausholen. Ihre Gesundheit wird davon profitieren.

Wenn dieses Buch dabei hilft, hat es seinen Zweck erfüllt.

QUELLENVERZEICHNIS

1 Schwabe U, Paffrath D (Hrsg.) (2016): Arzneiverordnungs-Report 2016: Aktuelle Daten, Kosten, Trends und Kommentare. Springer Verlag, Berlin. https://link.springer.com/book/10.1007/978-3-662-50351-5

2 British Medical Journal (2020): 237+ million medication errors made every year in England. https://medicalxpress.com/news/2020-06-million-medication-errors-year-england.html

3 Elliott RA, Camacho E, Jankovic D et al. (2021): Economic analysis of the prevalence and clinical and economic burden of medication error in England. BMJ Quality & Safety; 30:96–105. https://qualitysafety.bmj.com/content/30/2/96

4 Ridker PM, M.D., Danielson E, M.I.A., Fonseca FAH, M.D. et al. (2008): Rosuvastatin to prevent vascular events in men and woman with elevated C-reaktive protein. N Engl J Med; 359:2195–2207. https://www.nejm.org/doi/full/10.1056/NEJMoa0807646

5 Krogsbøll LT, Jørgensen KJ, Gøtzsche PC (2019): General health checks in adults for reducing morbidity and mortality from disease. Cochrane Database Syst Rev. https://www.cochranelibrary.com/cdsr/doi/10.1002/14651858.CD009009.pub3/full

6 Tiroler Gesellschaft für Allgemeinmedizin (TGAM) (2021): Mammografie-Patienteninfo. https://www.tgam.at/wordpress/wp-content/tgam_mammogr_patienteninfo_kurz_juli2021.pdf

7 Kern R (2020): IVF-Register. Jahresbericht 2019. Gesundheit Österreich GmbH. https://www.sozialministerium.at/dam/jcr:3a006ae4-7e5d-4edd-acf2-7dcec9487ad2/IVF-Fonds_Jahresbericht_2019.pdf

8 Mlekusch I (2013): Sectio: Ins Leben geschnitten. Österreichische Ärztezeitung Nr. 19. https://aerztezeitung.at/2013/oaz-artikel/medizin/sectio-maternale-morbiditaet-kaiserschnitt/

9 Eser PA, Probst A, Messmann H (2012): Gastrointestinale Blutung unter Thrombozytenaggregationshemmung (TAH) und Antikoagulation (AK). Endoskopie heute. G. Thieme Verlag. https://www.thieme-connect.de/products/ejournals/abstract/10.1055/s-0032-1308792?

10 Wegener B (2010): Bis zu 25.000 Todesfälle durch Medikamente. Süddeutsche Zeitung, 17. Mai. https://www.sueddeutsche.de/wissenmedikamente-und-nebenwirkungen-bis-zu-25-000-todesfaelle-durch-medikamente-1.793240

11 Ludwig WD, Schildmann J (2015): Kostenexplosion in der medikamentösen Therapie onkologischer Erkrankungen. Der Onkologe, 21, 708–716. https://doi.org/10.1007/s00761-015-2958-5

12 Statista (2022): Umsatzstärkste Krebsmedikamente weltweit im Jahr 2020. https://de.statista.com/statistik/daten/studie/300614/umfrage/umsatzstaerkste-krebsmedikamente-weltweit/

13 Blanke CD, M.D., Fromme EK, M.D. (2015): Chemotherapy Near the End of Life. First – and Third and Fourth (Line) – Do No Harm. JAMA Oncology. https://jamanetwork.com/journals/jamaoncology/article-abstract/2398175

14 GESUNDheit.gv.at. Öffentliches Gesundheitsportal Österreichs (Redaktion) (2017): Arzneimittel-Reste im Wasser messbar. https://www.gesundheit.gv.at/aktuelles/archiv-2017/arzneimittel-reste-richtig-entsorgen

15 abfallmanager-medizin.de (Redaktion) (2017): Umweltrelevanz von CMR-Arzneimitteln – Zytostatika im Abwasser. https://www.abfallmanager-medizin.de/themen/umweltrelevanz-von-cmr-arzneimitteln-zytostatika-im-abwasser/

16 Hilp M (2006): Arzneimittelbelastung in der Umwelt. Pharmazeutische Zeitung. Die Zeitung der Deutschen Apotheker. https://www.pharmazeutische-zeitung.de/ausgabe-472006/arzneimittelbelastung-in-der-umwelt/

17 Institut für Energie- und Umwelttechnik e.V. (2001): Verhalten von Zytostatika in der Umwelt, insbesondere in Abwässern, Gewässern und Kläranlagen, Abschlussbericht 01.05.1998–31.12.2000. https://www.lanuv.nrw.de/fileadmin/forschung/wasser/stoff/IUTA_Verhalten_von_Zytostatika_in_der_Umwelt__Abschlussbericht.pdf

18 BUND für Umwelt und Naturschutz Deutschland (2001): Hormonaktive Substanzen im Wasser. https://www.bund.net/fileadmin/user_upload_bund/publikationen/fluesse/fluesse_hormonaktive_substanzen_hintergrund.pdf

19 Gastmeier P, Geffers C, Herrmann M et al. (2016): Nosokomiale Infektionen und Infektionen mit multiresistenten Erregern – Häufigkeit und Sterblichkeit, DMW, 141: 421–426. https://www.thieme-connect.com/products/ejournals/abstract/10.1055/s-0041-106299